小児失語症の
言語回復

ランドー・クレフナー症候群と
自閉症の比較から

星 浩司・宮里恭子［著］

慶應義塾大学出版会

故エリック・H・レネバーグ博士に捧ぐ。

iii

目　次

序　論 ——— 1

第1章　小児失語症としてのランドー・クレフナー症候群 ——— 7

1．ランドー・クレフナー症候群（LKS）とは　9

　　(1) 医学・臨床的特徴——CSWS を伴う脳波異常　10

　　(2) 行動・発達上の特徴——自閉症に類似した行動と発達　17

　　(3) 言語的特徴——言語音聴覚失認と発話喪失　19

2．脳損傷を伴う小児失語症との相違点（発症年齢と予後の相関関係）　24

3．脳波異常を伴う他の小児脳疾患との比較（LKS と BECTS・CSWS）　27

4．自閉症との比較（LKS と AR のリスクマーカー）　30

第2章　人間の言語の仕組み——レネバーグとチョムスキーの視点から —— 37

1．言語学を理解するためのキーワード　40

　　(1) 言語の考え方に関する事項　40

　　(2) 個々の概念　44

　　(3) 言語学の中の音に関する分野　47

　　(4) 言語学の中の構造を扱う分野　48

　　(5) 言語学の中の意味を扱う分野　49

2．内在化された言語：レネバーグの潜在（的言語）構造と
　　実現構造／チョムスキーの普遍文法と I 言語　52

3．レネバーグの母語獲得モデルと臨界期仮説　56

　　(1) 母語獲得モデル　56

　　(2) 臨界期仮説　60

4．レネバーグの共鳴理論と脳波律動　67
　（1）共鳴理論（Resonance Theory）　67
　（2）脳波律動　70
5．モジュール性　76
　（1）心のモジュール性　76
　（2）言語のモジュール性　80

第3章　言語理解と発話のメカニズム ——— 85

1．言語の理解と発話の脳内メカニズム
　——Hickok & Poeppel（2007）の発話処理モデルから　87
2．LKS に見られる言語障害の発症メカニズム
　——Hickok & Poeppel（2007）のモデルに基づく提案　93
　（1）LKS における言語音聴覚失認障害と発話障害のメカニズム
　——内言語が影響されない言語学的背景　93
　（2）LKS における言語障害の発症のメカニズム
　——Hickok & Poeppel（2007）の理論に基づく提案　99
3．レネバーグの失語症理論と LKS への応用　105

第4章　LKS からの言語回復と発話促進への治療法 ——— 111

1．tDCS（経頭蓋直流電流刺激）——LKS への適用の可能性　113
2．tDCS を用いた言語回復への仮説
　——8つの回復パターンに対する部位の特定　117
3．レネバーグの脳波律動に関する仮説からの提言　124

v

第5章　言語進化 ──── 125

1．言語進化（生物進化 vs. 文化進化）　128

2．レネバーグの言語の生物学的鋳型（=「潜在［的言語］構造」）と言語機能　131

3．生物進化から文化進化への移行　135

4．言語進化から言語障害の医学的治療への貢献の可能性　138

第6章　今後の展望に向けて ──── 145

1．自閉症と LKS──誤診防止へのリスクマーカーと早期治療　147

2．心の理論と周囲の関わり方　149

3．LKS 児の言語獲得のための教育的示唆　151

　（1）言語獲得過程の特徴──語彙(名詞)獲得の困難と言語的ビッグ・バン　151

　（2）望まれる療育・教育体制　153

結　論　（本書のまとめと提言）──── 157

コラム
　① ランドー・クレフナー症候群（LKS）　22
　② 自閉症の発見から現在まで　35
　③ 統語論と語彙項目　51
　④ 臨界期を証明する事例（ジニー、チェルシー）　66
　⑤ 心のモジュール性を証明する事例
　　　（ローラ、ウィリアムズ症候群、特異性言語発達障害、サヴァン症候群）　82
　⑥ ネオ・レネバーグ的生物進化理論　140

あとがき　161
引用・参考文献　167
索引　187

序　論

　本書は、脳波異常を伴う小児失語症の１つであるランドー・クレフ
ナー症候群（Landau-Kleffner syndrome: LKS［Landau-Kleffner 1957 参照］）に
焦点を当て、自閉症（autism）との比較を通してその医学的特徴を分析
し、内言語と母語獲得の臨界期仮説（critical period hypothesis）の観点か
ら検証・回復への提案をしつつ、LKS による言語障害の背後に隠れて
いる人間の言語理解と発話のメカニズムの解明への探究を目的とする。
つまり、どのように人間が言語を獲得するのか、さらには、発話がない
子どもの言語獲得・回復に向けてどのような医学的介入が可能なのかと
いう問題に、言語学的観点から可能な答えを探るものである。

　人間には脳の中に内言語を発達させるメカニズムが生得的に備わって
おり、ある一定量の言語のインプットが臨界期内に正常に入りさえすれ
ば、自然に言語の理解と発話が促されると考えられている。また、言語
能力は他の認知能力や運動能力などとは別個に発達し機能するというモ
ジュール性（modularity 機能的独立性）の性質も持ち併せている。例えば、
重い知的障害があるにもかかわらず、言語能力に優れ何ヶ国語も操るこ
とができるサヴァン症候群（savant syndrome）と呼ばれる現象もこれを
例示している（p. 82 のコラム⑤参照）。言語の理解と発話のメカニズムを
明らかにし、言語の脳内メカニズムを解明することは、言語学者として
のたっての命題でもあった。しかし、研究者の多くは脳梗塞など器質上
の脳損傷からくる大人の失語症や、遺伝子異常から生じるウィリアムズ
症候群（Williams syndrome）などの言語障害を研究対象にしており（p. 82

のコラム⑤参照）、言語の脳内メカニズムを解明するにはあまりにも多くの撹乱要因（distractor）を擁し、完全な解明に至るには複雑すぎるアプローチなのではないかとの疑問を抱いていた。

　本書で取り上げる脳波異常を伴うLKSは、器質上の脳損傷や直接的病因となる遺伝子異常はないものの、睡眠時持続性 棘 徐波複合（continuous spikes and waves during sleep: CSWS）が生起するタイプの脳波異常（electroencephalographic［EEG］abnormality）が引き起こすてんかんにより、言語理解や発話が阻止される稀な小児失語症である。厚生労働省により「指定難病」に認定されているが（p. 22のコラム①参照）、実は、自閉症患者の20％程度がこのLKSである可能性が高いことは一般にはほとんど知られていない。発症時期により2種類に分別され、3歳から18歳の間に起きるordinary（通常型）LKS、つまり母語獲得がなされた後に何らかの理由（インフルエンザによる発熱など）で、それまで話していた子が話さなくなるという現象自体が顕著なタイプと、母語獲得が未完了、またはほとんどなされていない1歳半から3歳未満の早い時期に発症するearly（早期）LKSのタイプがあるが、このearly LKSこそ、人間の言語の脳内メカニズムを解明するカギとなる現象なのである。

　その背景として、LKSでは、器質的脳損傷や直接的病因となる遺伝子異常がないため、疾病発症までに獲得された内言語は失われずに脳内に存在するが、脳波異常により言語のインプットが阻害され、時にはろう者と間違えられるほど言語音が聞こえなくなることもある。特にearly LKSでは、言語発達が著しく遅れ、発話のみならず言語理解もできないという現象が起きる。同時に、てんかんを伴う脳波異常により、大脳の言語領域とその周辺領域が侵されるため、言語能力のみならず他の認知能力も影響を受け、自閉症者のような行動・発達上の問題や知的遅れも同時に伴うことが多い。その結果、early LKS患者は、内言語能力があるにもかかわらず、重度の発話のない自閉症児、特に退行型自閉症

（自閉的退行 autistic regression: AR）と誤診されやすいのである。

　そこで、LKS 患者を特定する、3 つのリスクマーカー（他の病気との弁別要因）を提示し、莫大な自閉症人口の中から、治療可能な潜在的LKS 患者を特定するための方法を提案する。昨今、国内外で自閉症スペクトラム障害／自閉スペクトラム症（autism spectrum disorder: ASD）（以下区別の必要がある場合を除き「自閉症」と略）の有病率が激増しており、その中のおよそ 25〜30％ が退行型自閉症（AR）に該当する（Johnson et al. 2007）と言われているが、AR と early LKS（具体的には罹患年齢が 1 歳半から 3 歳未満のケース）との臨床上の判別は極めて困難で、誤診を引き起こしている可能性が高い（Zafari et al. 2018）。LKS と AR の相違点のみならず、LKS と脳損傷を伴う小児失語症との相違点、ならびに LKSと他の脳波異常を伴う小児脳疾患との相違点も明確にし、LKS の医学的特徴を浮き彫りにしていくことで、これが「障害」ではなく「疾病」であることに注目し、彼らの発話を促すための言語メカニズムや医学的治療法を提案したい。

　こうして、発話のない重度の知的遅れのある自閉症と診断された患者のなかから、内言語を持っているにもかかわらず脳波異常によりシナプスを介しての適切な情報伝達が阻害され失語状態となる、潜在的 LKS患者を正確に判別することが最重要事項となる。さらに、発話による内言語の外在化自体は臨界期が存在しないことから（Lenneberg 1967）、LKS 患者の脳波異常が適切に治療されれば発話が促される可能性があるという点でも、LKS は言語学的にも医学的にも注目に値する疾患なのである。事実、LKS の患者の多くが言語回復する際に、何年も失語の状態が続いたにもかかわらず、言語のみならず知的能力などの他の機能も同時にビッグ・バン的回復（急速なスピードで複数機能がほぼ同時に改善する現象）が生じ、健常者となることも稀ではなく、この現象はモジュール仮説を証明する症例であるとも言える。換言すれば、既に

Lenneberg（1967, Chap.3）も示唆している通り、人間の言語は生理学的には脳波律動のパターンにより実現されていると考えられ、脳波異常を見ることで、そのメカニズムを読み解くことができると言える[1]。さらには脳波異常がなくなれば、内言語が外在化する可能性があると言うこともできるのである。

　本書の流れとして、第1章では、LKS の医学的、発達的、言語的特徴を明らかにし、自閉症やその他の疾患との比較、分析を行いながらその特異性を詳説する。第2章ではエリック・レネバーグ（Eric Lenneberg）とノーム・チョムスキー（Noam Chomsky）の理論の観点から、「内言語」「母語獲得と臨界期」「共鳴理論と脳波律動」「モジュール仮説」の4つの生物言語学上の根本概念に基づく言語のメカニズムを説明する。第3章では、Hickok & Poeppel（2007）による言語の脳内処理モデルに依拠した、LKS に見られる言語障害の発症メカニズムを示し、それを基に第4章では、言語学的視点から言語回復のための医学的治療法に関する仮説を提唱する。具体的には、脳波異常により影響を受けた言語理解と発話に関連する脳内部位を特定した後、(early) LKS の回復パターンごとに大脳皮質の関連部位に対し、経頭蓋直流電気刺激法（transcranial direct current stimulation: tDCS）で適切な刺激を与えることを提案する。さらに、第5章では、言語とは何かについての根源的問題について、言語学者としての見解を付記し、生物言語学における言語進化研究、及び、言語障

---

1)　脳の機能と脳波について、高倉（1983: 40-41）は「脳の機能はコンピューターにたとえられるが、それは丁度コンピューターの多数の素子と同じような、脳の中にある無数の神経細胞の中に記憶が刻み込まれ、意志の赴くまま、また意志の働く以前にも反射機構を介して、手足を動かしたり、しゃべったりすることができるからである。（中略）動物的な機能も高次の人間の知性もすべての調節作用の根源は脳にあり、その脳はコンピューターと同じように電気的な働きを絶えることなく続けている。（中略）脳波は脳の病気を機能の面から診断するうえで貴重な情報を提供する」と述べている。

害研究と医学との関係について述べる。特に、言語の生物進化に関する研究結果は当該分野だけに限定されるべきではなく、小児失語症を含む言語障害研究と有機的に結び付けられるべきであり、究極的にはその知見が医学と結び付き、有効な医学的治療法の開発へとつながっていく必要性を主張する。最後に第6章では、早期の治療実現に向けて、自閉症とLKSの誤診防止のためのリスクマーカーや心の理論を含めたLKS児と自閉症児との相違点を再度確認しながら、今後の展望として、LKS児が抱える諸問題を分析し、望ましい療育・教育体制とは何かに関して私見を述べる。

　現時点では、小児失語症・自閉症者の言語表出、言語回復という根源的課題に対し、言語学的見地から医学的治療を行うという視点が欠けており、医療関係者が自閉症や小児失語症の患者の重大な悩みである言語回復に対し積極的な医療的介入を実施しておらず、言葉が出ないケースでは「障害」として不治と見なされてきた現実がある。「言葉が出ない」「言葉を出すには」という深刻な悩みに活路を見出すことは喫緊の課題であり、「障害」として言語回復への有効な治療法が提供されないなか、生物言語学の視点を活かし、医学と言語学という2つの異分野に橋渡しを行いながら、自閉症者や小児失語症者が抱える言語障害に具体的対処法を提示したい。不治と見なされてきた「障害」の一部が「疾病」である可能性を秘めている「早期LKS」というこの希少な疾病の存在や学問的研究価値を、脳科学や医学の研究者たちに周知させ、一刻も早く臨床実験につなげることで、膨大な自閉症人口の中から治療可能な早期LKS患者を特定し、さらには治療の道を示し、「治らない障害」と見なされてきたものの一部が「治る病気」として認知されるよう、また、一人でも多くの言葉を持たない子どもたちが言語回復を成し遂げ一刻も早く救われることを強く望み、本書を出版する次第である。

第1章
小児失語症としての
ランドー・クレフナー症候群

1．ランドー・クレフナー症候群（LKS）とは

　ランドー・クレフナー症候群（Landau-Kleffner syndrome: LKS）は小児の言語発達期における獲得性小児失語症であり、複数の原因が介在し、失語状態や回復の度合いに変異がある疾病である[1]。失語の他に認められる症状として、主に2つの顕著な症状が見られる。1つは、睡眠時持続性棘徐波複合（continuous spikes and waves during sleep: CSWS）と呼ばれる特有のてんかん波が生起するタイプの脳波異常（EEG abnormality）を示すことであり、もう1つは自閉症状に似た特定の問題行動である。以下のセクションでは、CSWSを伴う脳波異常を主とした医学・臨床的特徴について取り上げ、続いて、自閉症に似た行動・発達パターンなどの行動・発達上の特徴について詳説し、さらに失語症の核心としての言語音聴覚失認と発話喪失という言語的特徴について報告する。

　また、発症年齢と予後の相関関係の観点から、脳損傷を伴う小児失語症との相違点を明らかにしつつ、脳波異常を伴う他の小児脳疾患（中心側頭部に棘波をもつ良性小児てんかん：benign epilepsy with centrotemporal spikes［BECTS］、徐波睡眠期持続性棘徐波を示すてんかん性脳症：continuous spike waves during slow sleep［CSWS］）との比較も行いながら、LKSの医学的特徴に焦点を当て、その医学的特徴を浮き彫りにする。最後に、自閉症、特に退行型自閉症（autistic regression: AR）との比較を通し、正確な診断のためのリスクマーカー（弁別要因）を提案する。

---

1)　ランドー・クレフナー症候群に関して日本語で読める文献としては、福迫（1981）、渡辺他（1993）、平岩他（1997）、木全他（2014）、鶴・Hoeppner（2007）、加我（1997, 2000, 2011）などを参照されたい。

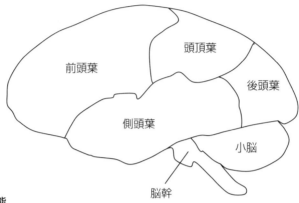

主な機能
前頭葉：話す・書くなどの言語の表出活動、及び、様々な運動や精神活動に関わる領域。嗅覚の処理も行われる。
頭頂葉：身体からの様々な体性感覚情報の統合に関わり、視覚的な空間処理も行われる領域。
側頭葉：聴覚や味覚などの情報処理が行われる。言語の理解（音声処理や文字の意味解釈）に関わる領域。
後頭葉：視覚情報の処理に関わる領域。
小　脳：身体のバランス保持や運動のためのスムーズな動きの調整に関わる部位。

図1-1　脳の全体図

　ここで以下の議論を理解するうえで参考のために、脳の全体図（図1-1）と大脳皮質の主な言語野の図（図1-2）を関連部位の主な特徴・機能と共に掲げておく。

(1)　医学・臨床的特徴——CSWSを伴う脳波異常[2]

　LKSの根本的な原因は未だ確定されていないものの、脳炎、インフ

---

[2]　CSWSという用語は厳密に言うと、睡眠期てんかん放電重積状態（electrical status epilepticus in sleep: ESES）と同様「特定のてんかん波のパターン」と「医学的症状」の双方の意味で用いられるため、どちらを意味するかあいまいなことがある。Van Hirtum-Das et al.（2006）はESESを特定のてんかん波のパターン、CSWSを医学的症状として区別しているが、本書では、CSWSをどちらの意味にも用い、特定のてんかん波のパターンとしてのCSWSは「睡眠持続性

第1章　小児失語症としてのランドー・クレフナー症候群　11

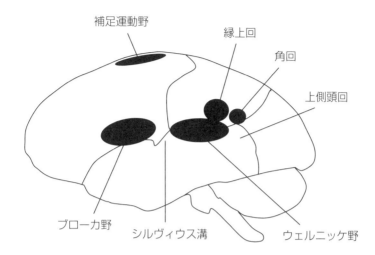

主な機能
ブローカ野：下前頭回後部に位置し、三角部と弁蓋部からなり、発話に関係する部位。
補足運動野：第一次運動野よりも前の内側部に位置し、言語に関しては、発話のための複数の動作を順序よく組み合わせて行う運動を計画する段階で関係する部位。
ウェルニッケ野：上側頭回後半部に位置し、言葉の理解に関係する部位。
角　回：頭頂葉下部に位置し、書き言葉（文字）の読み・書きのように、視覚と聴覚の結びつけに関係する部位。
縁上回：頭頂葉下部に位置するが、角回よりも前方にあり、ウェルニッケ野と連なっている。第一次聴覚野とウェルニッケ野を経て送られてくる言語音の情報を分析し、その情報を短期的に貯蔵する働きに関係する部位。

図1-2　大脳皮質の主な言語野の図

出典：文献3）。

ルエンザ、髄膜炎などの比較的よく見られる病因が挙げられており（Mikati et al. 2010、Pearl et al. 2001 を参照）[4]、2対1の割合で男児に多く認めら

　　棘徐波複合」、医学的症状としての CSWS は「徐波睡眠期持続性棘徐波を示すてんかん性脳症」という訳語をそれぞれ用いることとする。
3）　言語に関わる言語野についての詳しい説明としては、岩田（1996）、本庄（1997）、山鳥（1985、2011）、酒井（2002）、山鳥・辻（2006）などを参照されたい。

れる（Mikati et al. 2010、Pearl et al. 2001）。罹患時期は 1 歳半から 13 歳まで
と幅があり、特に 3 歳から 7 歳までが全体の 8 割を占め（加我 2000）、
この年齢層が最も罹患率の高い時期である（Tharpe & Olson 1994、Temple
1997、Uldall et al. 2000）[5]。一方、Stefanatos（2011）によると、最新の罹患
時期は、弱年齢層まで含めた 1 歳半から 14 歳までであるとされ、2 歳
から 7 歳が最も一般的であると言う。

　LKS は、X 線コンピューター断層撮影（computed tomography: CT）や磁
気共鳴画像（magnetic resonance imaging: MRI）は正常であるものの、単一
光子放射断層撮影（single photon emission computed tomography: SPECT）や
陽電子放出断層撮影（positron emission tomography: PET）による画像には、
側頭葉の脳波異常、灌流減少や新陳代謝低下が見られる（DaSilva et al.
1997、Pearl et al. 2001 参照）が、通常の小児失語症や成人の失語症と異な
り、脳には明らかな器質的損傷が認められない（Gordon 1990、Deonna
1991）[6]。

　また、LKS 児の顕著な症状として、睡眠時の脳波異常があり（Pearl et
al. 2001、Stefanatos 2011 参照）、主に側頭葉領域において 85％ の LKS 児に

---

4)　LKS の原因として先行研究で報告されているものとしては、亜鉛代謝異常、
　トキソプラズマ症、脳嚢虫症、側頭葉星状細胞腫、側頭葉神経節膠腫、亜急性硬化性
　全脳炎、炎症性脱髄疾患、遺伝的素因、ミトコンドリア呼吸鎖複合体 I 異常症な
　どがある（Pearl et al. 2001 と Kang et al. 2006 を参照のこと）。
5)　18 ヶ月時に LKS を発症したケースについては Uldall et al.（2000）を参照のこ
　と。18 ヶ月から 22 ヶ月の早期発症と 13〜14 歳の遅い発症例については
　Stefanatos（2011）に報告されている。
6)　LKS 患者の中には、関連部位の神経回路の機能不全の可能性により、脳内に
　代謝異常、または代謝低下の問題を抱えている場合がある（DaSilva et al. 1997
　を参照のこと）。LKS の原因の 1 つとしてミトコンドリア呼吸鎖複合体 I 異常症
　が関係しているとの仮定が正しいならば、LKS 児は代謝異常により肥満などの
　体重の問題を持つ傾向があるとする Kang et al.（2006）の報告は正しいと考えら
　れる。エルカルニチンなどのビタミン物質を取ることで、ミトコンドリアにおい
　て脂肪をエネルギーに変換し、神経内のエネルギー代謝を促進すること（Kang
　et al. 2006）が解決法の 1 つであろう。

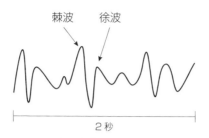

図 1-3　棘徐波複合（CSWS）のイメージ

　図 1-3 に示すような睡眠時持続性棘徐波複合（CSWS）[7] が認められる（Patry et al. 1971、Gordon 1997）。正確には、棘徐波活動の焦点は上側頭回（superior temporal gyri）とシルヴィウス溝（sylvian fissure）であるとされている（Morrell & Lewine 1994、Paetau 1994、Morrell et al. 1995）。

　脳磁図（magnetoencephalography: MEG）を使った研究（Mantovani 2000）では、脳波異常は睡眠時が最も顕著であるものの、LKS の初期には覚醒時にも大脳半球の片側のシルヴィウス溝近傍でてんかん波の放電が認められる。一方、睡眠時脳波異常は臨床的てんかん発作のあるなしにかかわらず、両側頭葉で極端にかつ頻繁に見られ、場合によっては常時継続して認められることから、LKS に最も特徴的な症状は睡眠時の脳波異常であると結論付けている。

　なお、ここで言う「てんかん発作」とは、脳の神経細胞（ニューロン）の集合体に興奮と抑制のバランス異常が生じ、神経細胞同士の過剰な興奮による発火が同時に起こることにより生じる、急激な脳の異常放電活動の脳疾患である（Deonna 2000、大澤・秋野 2017 参照）[8]。さらに、LKS

7）　棘徐波複合（spike & wave complex）とは、持続 20〜70 ミリ秒程度の尖った波形である棘波（spike）1 つに、持続 200〜500 ミリ秒の徐波（slow wave）が 1 つ続けて現れる場合の波形を指す。

8）　てんかんと発作の基本的なメカニズムについて理解するための歴史的な詳しい研究については Jefferys（2010）を、特にてんかんと γ-アミノ酪酸（gamma-aminobutylic acid: GABA）についての詳細な説明については Treiman（2001）を参照のこと。脳波律動についての諸問題や詳細については Buzsáki（2006）を参

の脳波異常はてんかん波の異常放電が脳の両側に及ぶことにより生じ、このことが脳の一側化（lateralization）[9] 以前に見られる脳の「可塑性（plasticity）」を妨げ、言語喪失のみならず認知・行動面での諸問題を引き起こすと指摘されている（Stefanatos 2011）。

　てんかん発作については、脳波異常のある LKS 児の 7 割が、臨床性または潜在性てんかん発作を引き起こしている（Mikati et al. 2010）が、Stefanatos（2011）によると、臨床性てんかん発作の有無は LKS の診断にとって必要不可欠ではなく、さらに注目すべきは、てんかん発作自体、LKS 児に頻発することは稀であるうえ、思春期の初期までに消失するのが特徴である（Honbolygó et al. 2005）。他のてんかん発作はそのような特徴を必ずしも有しないことから、以上の点は LKS に特徴的であると言える。また、てんかん発作だけでなく LKS の脳波異常自体も 8 歳から 13 歳（平均 10 歳）で消失する傾向がある（Massa et al. 2000, Ramanathan et al. 2012）ことからも、LKS を見極めるリスクマーカーの 1 つであると言える。

　さらに、LKS に起因するてんかん発作は、ベンゾジアゼピン系のクロバザム（Pearl et al. 2001）、バルプロ酸ナトリウム、エトスクシミド、レベチラセタムなど（Mikati et al. 2010、Kossoff et al. 2003）[10] の抗てんかん薬単体で比較的容易にコントロールできる傾向にある点は注目に値する。

　照のこと。

9)　脳の一側化（lateralization）とは、特定の精神機能が脳の左半球か右半球のどちらか一方で行われるようになることを言う（中島 2010: 121）。例えば、通常ヒトの言語機能は脳の左半球に一側化する傾向が見られる（Lenneberg 1967: 66–67 などを参照）。しかし本書の第 3 章でも詳しく見る通り、正確には、言語機能の全ての部分が左半球のみで営まれているわけではない。

10)　その他の薬理学上のプロトコルとして、副腎皮質ステロイドホルモン療法、副腎皮質刺激ホルモン療法（ACTH）、免疫グロブリン療法（IVIG）などがある。また、外科的処置として軟膜下皮質多切術（multiple subpial transection: MST）（Morrell et al. 1995）などが LKS 患者下位群に施されている（Stefanatos 2011、Stefanatos & DeMarco 2011 などを参照のこと）。

一般的に、側頭葉てんかんは難治性てんかんの一種として知られており、通常1種類の抗てんかん薬ではコントロールが難しい（例えば Helmstaedter et al. 2003 などを参照）ため、側頭葉てんかんと似た形態の LKS のてんかんに対するこれらの薬理学的特徴は、LKS を正確に診断するための重要なリスクマーカーの1つである。

　以上のような側頭葉におけるてんかん発作の結果として、言語後退、つまり、（言語音）聴覚失認と発話喪失を伴う失語症が生じるため、Mikati et al.（2010: 259）によると、国際てんかん協会（International League Against Epilepsy: ILAE）は LKS を「複数焦点棘波が関係する小児失語」と定義しており、Deonna（2000: 262）も LKS を「大脳半球の片側または（往々にして）両側の側頭葉聴覚皮質領域にてんかんが生じ、結果として聴覚失認、つまり音を解読することができなくなる脳疾患である」と説明している。このように、LKS の子どもは何らかの聴覚障害を持つと考えられている（Mikati et al. 2010）が、これは通常のいわゆる環境音とは限らず、環境音は聞こえる可能性があるものの、言語音について聴覚失認の障害を有するという点が重要なのである。実はこのことが LKS 児発見の大きな壁となり、物音が聞こえているだけで LKS ではないと判断しがちであるが、物音に対する聴覚と言語音に対する聴覚の違いが存在することを認識すべきで、この認識をもって正確に LKS の診断を下すことが可能になると言える。

　元々、LKS 発見者の Landau & Kleffner（1957: 529）は（p. 22 のコラム①参照）、LKS について「主に言語コミュニケーションに関係する脳組織において、持続的にてんかん性の放電状態が続くことにより、正常な言語活動のための脳領域を機能的に破壊する脳疾患」（Paquier et al. 1992 も参照）であるとする「機能的破壊観」で説明しており、最近では Stefanatos（2011: 964）も「脳波異常に反映されている持続的てんかん性放電によって、正常な言語機能に必要となる神経回路の継続的機能崩壊の結果生じる失語症状である」と定義している。この点からも、脳波異

常の改善がLKSにおける言語回復に密接に関わるとMikati et al.（2010）が報告しており、てんかん性の脳波異常はLKSを理解するための注目すべきキーワードなのである。実は、失語症一般に成り立つ失語症状発生のメカニズムとして、Lenneberg（1967）は脳波律動の乱れが関わっていることを既に指摘している（Hoshi 2017参照）のだが、Hoshi（2017）で主張した通り、もしこのことがLKSにも当てはまるとしたら、てんかん性の異常脳波によって、言語音聴覚失認や発話喪失などの失語症状が現れても不思議ではない。

　また、LKSの言語障害に対する予後に関しては、約5割が完全治癒し、残り5割は部分回復、または、永久的失語症／言語障害となると報告されている（Mikati et al. 2010）。これは自閉症／退行型自閉症（AR）などのケースと比較すると驚くべき治癒率であり、先述の通り、言語と他の認知機能に影響を及ぼす脳波異常が思春期までに消失する傾向にあることが背景にあると考えられる。一方、約2/3のLKS患者は何らかの言語障害が持続するとも指摘されており、そのうちの半分、つまりLKS患者の1/3は言語表出が見られず言語障害からの回復が見込まれない（Msall et al. 1986、Paetau et al. 1991参照）。しかし、LKSは、完全または部分的言語回復の可能性が依然として高く、このことが医学、神経心理学、小児発達学などの諸分野で研究者たちの注目を集める要因になっているのである。

　このように、本書で取り上げるLKSは、器質上の脳損傷や確定した直接的遺伝子異常はないものの、睡眠時にてんかん波の持続性棘徐波複合（CSWS）が生起するタイプの脳波異常によって、言語理解や発話が阻止される稀な小児失語症であり、Hoshi & Miyazato（2016）は発症時期により2種類に大別している。1つは、3歳から18歳の間に起きる「通常型（ordinary）LKS」で、これは母語の文法獲得がなされた後に何らかの理由（インフルエンザによる発熱など）で、それまで話していた子が話さなくなるという現象自体が顕著なタイプである。もう1つは、母語の

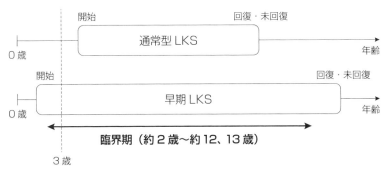

図 1-4　通常型 LKS 及び早期 LKS と母語獲得の臨界期

文法獲得が未完了、または、ほとんどなされていない1歳半から3歳未満の早い時期に、同様な理由で発症する「早期（early）LKS」と呼ぶタイプがあるが、後述する通り、この早期 LKS こそが、人間の言語の脳内メカニズムを解明するカギとなる疾病なのである。

　ここで2つのタイプに LKS を分ける基準となっている3歳という年齢は、通常、母語における文法の核となる部分がこのころまでに獲得・発達することから設定されているが（Lenneberg 1967、Pinker 1994、O'Grady 2005 などを参照）、第2章で詳しく取り上げる Lenneberg（1967）が主張する母語獲得の臨界期（critical period）（約2歳～約12、13歳）を基に、この2種類の LKS のパターンについて発症年齢と回復時期を図示すると図1-4のようになる。この図から分かる通り、LKS においては、発症年齢が早ければ早いほど回復時期が遅く失語症状が長引くことがうかがえる。

(2)　行動・発達上の特徴──自閉症に類似した行動と発達

　前項の医学・臨床的な特徴に加え、LKS 児は行動上の問題を有し、多動性、注意欠如、癇癪、攻撃性、常同行動（同じ行動の反復）などの自閉的行動、他人との関わりの困難などのコミュニケーション障害、ひ

きこもり、手・指の細かい動きのぎこちなさ（例えば、食べこぼし）などの症状が併発する（Landau & Kleffner 1957、Rapin 1995、Tuchman 1997、Pearl et al. 2001、Tharpe et al. 1991 などを参照のこと）。

　上記の問題行動は、臨床性または潜在性のてんかんによる影響と考えられており（Gordon 1990、Deonna 1991、Tharpe et al. 1991、Tuchman 1997 参照）、Deonna & Roulet-Perez（2010）も、確証はないものの、LKS 児に見られる自閉的行動の原因としては、深刻な聴覚言語障害、またはそれに伴う発達障害、あるいは、てんかんによる脳の言語回路、及び、「社会脳」回路への影響が関わっている可能性を示唆している。実際、Stefanatos（2011: 964）は、LKS をいわゆる「てんかん性脳症」の一種と見なしており、あくまでてんかんによって認知、感覚、運動機能の低下が引き起こされる（Nabbout & Dulac 2003）が、発達障害である自閉症などでも、てんかん性の異常放電により、深刻な心理的発達不全が引き起こされることが知られている（Ballaban-Gil & Tuchman 2000）。

　一般的に LKS のてんかん波は、たとえ焦点が大脳半球の片側にしかない場合でも、もう片側にてんかん波が及び、両側の側頭葉に同時に機能不全が引き起こされることがある。さらには、側頭葉のシルヴィウス溝近傍の機能不全が、言語機能だけでなく同じ部位に属する言語以外の他の機能にも悪影響を及ぼす可能性がある（O'Hare 2008、Stefanatos 2011 などを参照）。したがって、LKS 児に言語表出の障害がある場合、シルヴィウス溝近傍の発話に関する部位だけでなく、運動に関連する部位もてんかん波の影響を受ける可能性があり、その結果、手や指の細かい動きに支障を来し、LKS 児に観察される行動障害の１つとなっている（Hoshi & Miyazato 2016 参照）。このことにより、LKS 児に認められる様々な行動上、習慣上の困難が説明されるが、実際、脳波異常により引き起こされる口部顔面機能障害を伴う弁蓋部症候群（opercular syndrome）は LKS と関連していることが先行研究においても示されている（Shafrir & Prensky 1995、Tachikawa et al. 2001、Desal et al. 2013 参照）。

つまり、冒頭に挙げた LKS の行動上の問題は全て、てんかん性脳波異常が思春期までに軽減または消失するにつれてなくなっていく傾向があることが Ansink et al.（1989）により報告されており、LKS における行動障害はあくまでてんかん波の影響を受けることによる二次的現象であるという点が注目に値する。にもかかわらず、LKS に見られる自閉的行動障害は、臨床上の重要な症状として捉えられ（Campos & de Guevara 2007: 94）、LKS 児を自閉症児と誤診することにつながっていると指摘されている（Stefanatos 2011）。具体的には、母語獲得が終了する前の初期に発症する早期 LKS は、自閉症と同様の様々な行動障害が伴うため、正確な臨床診断が困難となり（Uldall et al. 2000）、特に退行型自閉症（AR）児との峻別が難しいことがうかがえる。

(3) 言語的特徴——言語音聴覚失認と発話喪失

LKS に罹患した子どもの言語上の症状としては、一般的に、まず言語理解の困難が生じ、次第に発話の困難に進展し、結果として、言語理解と言語産出の両面において様々な程度の言語後退が現れる[11]。そこで重要となるのは、「LKS によって脳内での言語処理のどの段階が障害を被るのか」という問題である。LKS に罹患した患者のうち、約50%が失語症状からの完全な回復が観察される事実に鑑みると、人間の言語の"中枢システム"に致命的な障害を被っているとは想定し難く、むしろ中枢システムではなく、"末梢システム"のどこかに障害が生じていると想定するほうが理に適っている。以下では、「何が LKS に特徴的な言語性聴覚失認（verbal auditory agnosia）の原因となっていると考えられるのか」、また、「それがどのように LKS の言語障害を引き起こすと考

11）　様々な神経心理学的検査結果に基づく、LKS 児に関する言語上、及び、その他の認知上の諸特徴に関する詳細については、Stefanatos & DeMarco（2011）などを参照されたい。

えられるのか」を詳しく論じていく。なお、以下で使用する言語学の専門用語については、第2章の「言語学を理解するためのキーワード」を参考にしてほしい。

　LKS に罹患した子どもの聴覚上の症状としては、言語音に対して反応できなくなり言語性聴覚失認を呈し、聴覚系検査においては語音聴力検査や語音弁別検査では明らかに異常を示す（加我 2011）。一方、環境音については一般的には障害を被らず、純音聴力検査、聴性脳幹反応、及び、耳音響放射検査は特に問題なく正常である（Denes et al. 1986、Paquier & van Dongen 1993、Pearl et al. 2001 やそれらの中の参考文献を参照）。LKS の言語性聴覚失認の程度は、母語による簡単な命令に反応し従う能力が残っている状態から、いかなる母語の理解も全く不可能で、それに対する反応が皆無な状態まで悪化し得る（Tharpe & Olson 1994 及びその中の参考文献を参照）が、場合によっては、玄関のベルや電話の着信音のような日常の普通の環境音に対しても反応できなくなり、言語音だけでない聴覚失認になるケースもあると McAllister & Greathead（1991）は報告している。このように言語音や環境音に反応できなくなるために、LKS 児が難聴や自閉症、その他の発達障害と誤診されることが多いのである（Tharpe et al. 1991、Hurley & Hurley 2009、Zafari et al. 2018 などを参照）。

　言語性聴覚失認に関する両耳分離検査では、てんかん発作焦点によって急性期（もっとも症状が悪化する時期）に影響を被った側頭葉の反対側の耳の聴力が消衰している（Pearl et al. 2001）。また、LKS から回復した子どもに対し長潜時聴覚誘発電位検査をしてみると、LKS が側頭葉の聴覚連合野に影響を及ぼす（脳の片側で、聴覚誘発電位の N1c という陰性頂点において電圧低下が観察されることにより示される）一方で、側頭葉の一次聴覚野は影響を受けていない（聴覚誘発電位の N1b という陰性頂点において特に電圧低下が観察されないことにより示される）ことが分かる（Wioland et al. 2001、及びその中の参考文献を参照）。

以上の点を踏まえると、LKS では、言語音の情報自体は側頭葉の一次聴覚野まで届いているものの、LKS に特徴的なてんかん性異常脳波による言語システムの機能障害が長く続いたために、聴覚連合野におけるより高次な言語処理が適切に実行できなくなってしまったことによって、言語音聴覚失認が起こると考えることができる（Rapin et al. 1977、Matas et al. 2008、及びそれらの中の参考文献を参照）。さらに Deonna（2000）は、子どもの言語獲得・発達の臨界期に、このような形で脳の聴覚野の活動が阻害される状態が長引くと、言語に関する聴覚機能が永久的に障害を被る可能性が生じると述べている。

　当初、LKS の言語音処理の問題は、母語の音素 [12] を解析するレベルであると思われていたため（Korkman et al. 1998）、音素が関係する音韻処理に問題があるとされていた。しかしながら、Deonna（2000）が指摘するように、急性期に LKS に罹患した子どもの中に、言語音だけでなく身近な環境音に対しても失認状態になる者も存在することから、言語入力の処理に関して、時系列上音韻処理のレベルよりももっと早い段階の聴覚処理が障害を被ると考えられる。つまり、音素が集まって何らかの意味を作りだす抽象的なレベルの処理（音韻処理）に問題があるというよりは、あくまで物理的な音声の処理（音声処理）に問題があるということで、頭の中の抽象概念を司る内言語に関わる深刻な問題ではないということを意味する。さらに、Deonna（2000）は、環境音に比べて言語音は音響的にはるかに複雑であり、このことが、LKS 児の全てが言語音の理解に困難を示す一方、環境音の認識が困難になる子どもも一部存在するという事実も説明できると指摘している。

　本章では、LKS がてんかん波の脳波異常によって起こる失語症であ

---

12)　簡単に述べると、ある言語の「音素」（phoneme）とは、実際に発音された母音や子音ではなく、その言語の母音や子音の性質に関する母語話者の知識を指している。詳しくは第 2 章の「言語学を理解するためのキーワード」を参照されたい。

り、それに付随する言語障害や行動障害はあくまでてんかん波による二次的症状であるが、この特徴が顕著であるため、自閉症、特に退行型自閉症との判別が難しく誤診を引き起こす可能性が高いことが分かった。しかし、てんかん波の脳波異常は思春期までに消失するため、これらの二次的障害も付随的に消失することに加え、失語については、内言語の深刻な問題ではなく、あくまで末梢レベルの音声処理に問題が生じていることを踏まえ、第3章で詳説する脳内言語処理メカニズムに基づき、医学的治療が可能な疾病と見なすことができると言える。

コラム①　ランドー・クレフナー症候群（LKS）

　ランドー・クレフナー症候群（Landau-Kleffner syndrome: LKS）は、アメリカ合衆国ミズーリ州セントルイスにあるセントルイス・ワシントン大学（Washington University in St. Louis）の神経学者ランドー（William M. Landau）と同僚の言語病理学者クレフナー（Frank R. Kleffner）が、6人のLKS罹患児のデータを基に、1957年に出版した論文 Syndrome of acquired aphasia with convulsive disorder in children「けいれん性異常を伴う小児後天性失語症候群」の中ではじめて報告した稀な小児疾病である。現在でも、本疾患の明確な原因は分かっておらず、本文でも述べた通り、日本でも厚生労働省による指定難病の1つとなっている（指定難病155）。

　本疾病は歴史的に「後天性小児感覚性失語」「小児の稀な失語症候群」「てんかん失語症候群」「語聾」など様々な呼び名で呼ばれてきたが、1982年以降はLKSという用語が文献で使われるようになり、一般的に使用されるようになった。本文中でも詳述したように、LKSに罹患すると、重要な特徴として、睡眠時持続性棘徐波複合（CSWS）が発生するため、現在では、LKSを epilepsy-aphasia spectrum（てんかん性失語症スペクトラム）の1つの症状とみなすようになってきている（Deonna & Roulet-Perez 2016 を参照のこと）。Deonna & Roulet-Perez（2016）でも、Hoshi & Miyazato（2016）と同様、Hickok & Poeppel（2007）の発話処理モデルを

基に LKS の言語障害のメカニズムを探ろうと試みているものの（我々は当時お互いの研究の存在を知らず偶然に同じモデルを基に分析を行ったのだが）、メカニズムの具体的な提案や言語回復のための治療法の提案には至っていない。Hoshi & Miyazato（2016）や Hoshi（2017）でも主張したように、LKS の言語障害のメカニズムをさらに解明していくためにも、今後、（生物）言語学者が貢献できる可能性は大きい。

　ランドーとクレフナーは、残念ながら、それぞれ、2017 年 11 月 2 日と 2015 年 6 月 12 日に他界したが、二人は生前、この疾病の原因究明と治療法の発見に向けて、世界中でこの疾病に関わる医者が有機的な連携を持って共同で研究をしていくことを願っていたという。これまで主に小児医学や心理学（言語障害関連）の分野の一部の専門家のみが知っているような稀な疾病ではあるが、今後は精神医学を含む小児医療の専門家だけでなく、心理学、（生物）言語学、（発達）障害学、発達支援教育などの分野の専門家を巻き込んだより多角的な視点から、治療の道を模索することが重要であろう。

2. 脳損傷を伴う小児失語症との相違点
（発症年齢と予後の相関関係）

　通常の小児失語との比較で最も重要な点は、LKS には通常の小児失語に見られる脳の器質的損傷がないという点である。両者の相違点は、表 1-1 の通りである（詳細は Pearl et al. 2001 を参照）。

　通常の小児失語と LKS との最も顕著な相違点は、脳の損傷と脳波異常の有無であり、通常の小児失語は大人の失語症と同様に、外傷、腫瘍、または脳血管性損傷などによる脳の器質的損傷があり、通常てんかんは見られないが、これとは対照的に LKS は特異な脳波異常が認められ、

表 1-1　通常の小児失語と LKS の比較

	通常の小児失語	LKS
脳の器質的損傷	あり（限局性または広汎性）。	なし。
脳波異常	なし。	あり。
言語障害	早ければ早いほど高治癒率。	早ければ早いほど低治癒率。
言語確立と発症時期	確立後に言語障害発症。	確立以前と以後の両方に発症。
失語状態	感覚性失語（＝ウェルニッケ失語）、運動性失語（＝ブローカ失語）、健忘失語、伝導失語、超皮質性失語など損傷部位による。	言語音の聴覚障害と発話の減少から緘黙に及ぶ可能性あり。全失語。
予後	損傷の起こった部位の反対側の脳における新たな神経ネットワークの生成（脳の可塑性）により失語回復が可能。	てんかん波が脳の両側に及び、脳の可塑性が阻まれることにより回復困難。
知能への影響	言語機能のみが影響され、他の知的機能は侵されない。	自閉症と誤診されるほど自閉症状に似た知的障害・行動障害を有する。

MRI や CT などでは器質的な損傷などは全く認められない。

　さらに、青年期に起きる失語症とは異なり、通常の小児失語の場合、思春期前の早い時期に失語症を発症するケースは言語回復が見込まれ（Lenneberg 1967, 1969 を参照）、この場合は、そもそも言語を失ったわけではなく「言語の復元」が起こると考えることができると、Lenneberg（1969: 639）は述べている。

　一方 LKS は、言語障害の発症が早ければ早いほど失語からの回復が悪く（Bishop 1985 を参照）、通常の小児失語の予後と正反対の特徴が見られる。この現象をレネバーグの母語獲得・発達の臨界期仮説と関わる小児脳の一側化に照らし合わせて説明すると、一般には、言語障害の発症が臨界期前で、しかも早ければ早いほど、言語関連機能が脳の反対側の他の場所で代替・補完され、つまり、脳の神経ネットワークが完全に確定する前は脳の可塑性（柔軟性）があるため、失語状態からの回復が可能となる。それに対し LKS の場合は、脳の両側に全般化する形で、睡眠時持続性棘徐波複合（CSWS）がてんかん波として主に側頭葉領域に生起することにより（Deonna 1991、Gordon 1997）、CSWS が脳の可塑性を阻害するため、予後は通常の小児失語とは正反対の現象が起きるのである。具体的には、LKS の発症が早ければ早いほど予後が悪いという特徴が生まれる。

　したがって最近では、先述の通り、LKS は、認知、感覚、運動機能が脳波異常により悪化する疾患である「てんかん性脳症」という部類に属する疾病として定義されている（Stefanatos 2011: 964、Nabbout & Dulac 2003 参照）。Hirsch et al.（2006: 244–245）による神経画像を基にした神経生理学的な LKS 研究において、「LKS は言語プロセスに関与する側頭葉に、脳波異常による弊害を引き起こすことが主要な現象で、失語症はあくまで二次的症状である」と報告されていることからも分かる通り、先述した LKS において言語障害と付随して起こる発達障害は、あくまで脳波異常から生じる二次的症状に過ぎず、脳波異常が主病因であると言

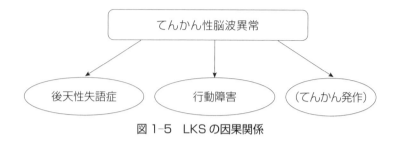

図 1-5　LKS の因果関係

うことができる。

　LKS におけるてんかん性脳波異常の究極の原因は未だ明らかではないものの、LKS の脳波異常は通常思春期までに消失すること（Massa et al. 2000、Ramanathan et al. 2012）を踏まえると、LKS は脳波異常が取り除かれれば治癒可能な病気であるという原則が成り立ち、よって、行動障害や時にてんかん発作を伴う言語音聴覚失認や言語表出不能などの後天性失語症などの症状は、全ててんかん性脳波異常の存在に起因すると考えられる。つまり、脳波異常を除去することができれば、てんかん発作を含め、失語症や行動障害が治癒する可能性がある疾病なのである。図 1-5 が LKS の因果関係を図式化したものである。

　以上の通り、LKS は脳損傷を伴わない小児失語症であり、脳損傷を伴う失語症とは、脳波異常の有無、それに付随する脳の可塑性の有無、発症時期と予後の逆転現象などの点で大きく異なる疾病であると言うことができる。

3．脳波異常を伴う他の小児脳疾患との比較
　（LKS と BECTS・CSWS）

　ここでは、LKS と類似する「中心側頭部に棘波をもつ良性小児てん
かん」(benign epilepsy with centrotemporal spikes: BECTS) と「徐波睡眠期持
続性棘徐波を示すてんかん性脳症」(continuous spike waves during slow
sleep: CSWS) の相違点と共通点を精査することにより、LKS の脳波異常
の特徴を浮き彫りにしたい。

　まず、LKS と BECTS は脳波異常の形状と深刻度に共通点はあるもの
の、異常を引き起こす場所が異なる。また、LKS と CSWS については、
脳波異常の形状は共通であるものの、脳波異常発生の場所と深刻度、頻
度が異なる。LKS と BECTS の詳細な比較に関して、LKS は発達期の初
期に起こり得る小児特発性焦点てんかんの一種と見なされ、認知レベル
を表す連続体の中の深刻度が高い一極にあるが、BECTS はその対極に
ある良性てんかんであると Deonna & Roulet-Perez (2010) は述べている。
つまり、LKS 失語は脳波異常に端を発し、小児特発性焦点てんかんの
稀で深刻な一極であるが、その対極にあるのはより典型的で発症率の高
い BECTS であるため、以下の通り、LKS と BECTS の共通点は多い (De-
onna & Roulet-Perez 2010)。

　　　 a．BECTS でも LKS に見られる言語音聴覚失認が起こり得る。
　　　 b．LKS で寛解したケースはローランドてんかん発作が後に発症する。
　　　 c．口部運動の持続的障害（前部弁蓋部症候群）のある BECTS のケー
　　　　　スでは、LKS のような症状緩和が見られる。
　　　 d．微妙な可逆的後天性言語障害（話し言葉と書き言葉）がある
　　　　　BECTS のケースでは、聴覚言語や書き言葉の問題が発症前に存在
　　　　　することが多く、LKS のマイルドな形態と捉えることができる。

ｅ．てんかん発作の症候とてんかんの経過過程は、BECTS と LKS 共に
　　良性である。
ｆ．脳波異常が睡眠に伴って増加する焦点性棘波は、年齢と共に消失す
　　る。
ｇ．兄弟姉妹で片方が BECTS で、もう片方が LKS であるような場合が
　　存在する。

(Deonna & Roulet-Perez 2010: 748 より引用)

　BECTS は軽度の認知発達障害や行動障害を持ち併せ、これらの障害が一時的に悪化することがあり、これにより"非定型症状"と呼ばれることがある。悪化する場合は、シルヴィウス溝近傍の中でてんかん波がどこに生じ、どの範囲まで広がるかによって、悪化の深刻度と形態が異なり、CSWS が生じることが多い。この場合、BECTS 児でも深刻なコミュニケーション障害や言語発達障害が起きることがあり、これらの領域に早期に停滞や後退が起きる場合は、シルヴィウス溝近傍の外の神経ネットワークにてんかん活動が起きており、その結果、その神経ネットワークに関連する社会的認知や感情面にも影響を及ぼすと考えられる。

　その一方、CSWS は徐波睡眠時にてんかん放電重積状態を呈するてんかん症状を持つ2つの疾病のうちの1つで、もう1つが LKS である（Tuchman 2009）。しかしながら、CSWS と LKS にはてんかんの頻度と深刻度に相違点があり、CSWS 児は LKS 児に比べて、より深刻で頻発する難治性てんかんを有する（Jayakar & Seshia 1991、Smith & Hoeppner 2003）。

　表1-2 は LKS、BECTS、CSWS の主要な相違点を示している。なお、最右行の CSWS は特定の脳波のパターンとしての CSWS ではなく、脳疾患の症状を指す（p. 10 の脚注2を参照のこと）。

表 1-2 LKS、BECTS、CSWS の症状の比較

	LKS	BECTS	CSWS
脳波の特徴	睡眠時に一貫して増幅する焦点、多焦点てんかん波（8割CSWS発生）(Mikati et al. 2010)。	焦点てんかん異常 (Levisohn 2004)、または、睡眠時に増幅する限局性鋭波 (Deonna & Roulte-Perez 2010)。CSWS は起こることもある (Mikati et al. 2010)。85%を超えるような棘徐波は認められない (Tassinari et al. 2000)。	覚醒状態において、焦点、多焦点、全般化広汎性、いずれか、あるいは、それら複数のタイプの棘徐波で、徐波睡眠段階の全てまたは85%以上で持続性の広汎性棘徐波複合が両側で見られる (Mikati et al. 2010)。
脳波異常の場所	上側頭領域 (Honbolygó et al. 2005)。	中央・側頭領域 (Tassinari et al. 2000)。	前頭・中央領域 (Stefanatos 2011)。
言語の状態（理解・表出における困難）	聴覚言語理解（言語音聴覚失認）と言語表出の深刻な障害あり (Stefanatos 2011)。	言語音聴覚失認の可能性があるものの軽度で (Nevill 1999)、通常、言語音聴覚失認ではない (Mikati et al. 2011)。	語彙・統語上の困難、ならびに運動性失語があるが、言語理解は通常影響なし (Ekinci et al. 2012)。
言語以外の状態	非言語 IQ や他の非言語認知機能の障害に加え、注意欠如性、衝動性、散漫性、多動性、攻撃性などの行動障害あり (Deonna & Roulte-Perez 2010、Stefanatos 2011)。	知的に正常なことがほとんどだが、中には口部顔面機能障害、神経心理上の障害、あるいは、学習障害を伴う注意欠如あり (Mikati et al. 2010)。	広汎な行動上の後退現象 (IQ低下、失行症、記憶喪失、時空間見当識障害、精神障害) あり (Stefanatos 2011)。
予後	50%が完全回復、残る50%は部分回復または永久的失語状態 (Mikati et al. 2010)。	長期的に良好な結果がほとんど (Mikati et al. 2010)。	成人では50%が言語障害と行動障害を併発 (Mikati et al. 2010)。

4．自閉症との比較（LKS と AR のリスクマーカー）

　LKS と AR の罹患率に関する正確な人口統計データは存在せず、正確な LKS 患者数についても現時点では明確ではないが、先行研究から収集された大まかな数値の比較は表 1-3 の通りである。

　LKS と自閉症／AR との比較は非常に難しく、その背景には LKS 児と自閉症児が有する行動障害、例えば、多動性、注意欠如性、衝動性などが極めてよく似ており、識別が困難なことにある（Tuchman 1997、Rice 2016）。先述の通り、LKS が自閉症と同様、言語機能のみならず非言語知能にも影響を及ぼし（Deonna & Roulet-Perez 2010、Stefanatos 2011、Great Ormond Street Hospital 2010、木全他 2014 も参照）、具体的には、LKS 児の大多数（70〜80％）が顕著な行動障害、ならびに、コミュニケーション障害、深刻な行動異常を有し、これは低機能自閉症（カナー症候群。p. 35 のコラム②参照）の典型的な特徴と一致することが背景にある（Ansink et al. 1989、Denes et al. 1986、Roulet-Perez et al. 1991、Roulet-Perez 1995、Stefanatos et al. 2002）。特に AR は、初期の正常な発達の後に自閉症状を発症するため（Mantovani 2000）、LKS と医学的にも脳波異常の点からも共通点が多い。

　AR は、1 歳から 2 歳の間は正常、または正常に近い発達を示し、その後発達機能が後退していくもので、自閉症児の少なくとも 30％ が退行型自閉症児と言われているが、言語後退のみならず、通常 18 ヶ月から 2 歳までの間に急激、かつ、気づかないうちに、社会的・認知的機能なども急激に後退するという（Mantovani 2000）。原因については不明だが、臨床てんかん発作がない自閉症児は、AR と脳波異常との間に統計上優位な関係が見られる（Tuchman & Rapin 1997）という事実から、正常

表 1-3　LKS と AR との比較

	LKS[13]		AR
	早期 LK	通常型 LKS	
発症率	3歳前は10%。(Bishop 1985)。	不明。	自閉症児の約30%（Tuchman 1997）、自閉症児の1/3（Trevathan 2004）。
言語の状態（理解や発話の困難）	深刻（全失語）(Landau & Kleffner 1957、Stefanatos et al 2002)。		深刻（Mantovani 2000）。
認知障害	非言語IQ、その他の認知機能に影響あり（Deonna & Roulte-Perez 2010、Stefanatos 2011）。		深刻（Mantovani 2000）。
語用論／社会的コミュニケーション上の障害	なし（Temple 1997）。		深刻（Nass & Devinsky 1999、Stefanatos et al. 2002）。
行動上の特徴 ・多動性 ・注意欠如性 ・衝動性	Tuchman（1997）あり。 あり。 あり。		Rice（2016）あり。 あり。 あり。
脳波異常	常時あり（Deona 2000）。急性期にCSWSが両側頭葉、または、広汎に見られる（Deonna & Roulte-Perez 2010）。		あまり見られない（Tuchman 1997、Deonna & Roulte-Perez 2010）、20%のみ（Tuchman 2009）、中心・側頭領域にてんかん波（Tuchman 1997）、むしろ臨床てんかん発作のない罹患児に多く見られる（Mantovani 2000）。
脳波異常の形態	BECTSに似た焦点型てんかん性異常脳波（Levisohn 2004）。		脳波異常の場所で違いはない（中心・側頭領域やその他）（Tuchman & Rapin 1997、Levisohn 2004）。
てんかん発作	70%あり（20%は臨床てんかん発作なし）(Neville 1999)。単純または複雑部分発作と非定型欠神発作の両方かいずれか一方、ローランドてんかん発作も可能性あり（Deonna & Roulte-Perez 2010）。		31%てんかん発作あり（Kobayashi & Murata 1998、Trevathan 2004）。

に発達していた脳に電気生理学的障害が起こることが AR の原因の 1 つと考えられている（Mantovani 2000）。つまり、AR と診断された自閉症児のうち、特に脳波異常がある場合は、AR ではなく早期 LKS（低年齢で発症する LKS）である可能性が疑われる。

　実際、LKS と AR の診断の難しさは研究者たちも指摘しており、Deonna & Roulet-Perez（2010: 746）は、「自閉症と診断され、特に言語機能の後退歴のある子どもで脳波異常がある場合は、早期 LKS の可能性がある」と述べており、さらに「初期型 LKS と最終的に診断された子どもの中には、元々自閉症と診断されたものの、精査すると言語障害が明らかに主たる症状であるケースがある」とも説明しており、LKS と AR の識別の難しさがうかがえる。また、Stefanatos（2011）も、医療者に対して LKS の症状が十分に周知されていない状況に言及し、LKS が発見された当時の、いわゆる一昔前の典型的症状は把握していたとしても、その後の LKS 症状に関する変遷についてはほとんど知られていないと報告しており、誤診を防ぐために多方面からのこの病気に対する理解を深める必要があると主張している。

　このことから何よりも肝要なのは、LKS と AR の明確な識別であるが、これを確実にするための最も重要な診断基準は、特徴的な脳波異常の有無である。LKS 児には CSWS を伴う脳波異常が必須である一方、AR 児に関しては、脳波異常は統計的に高くはないことは注目に値する。現に McVicar et al.（2005）は、言語後退を持つ 149 名に対し夜間睡眠時脳波を測定したところ、言語後退のみの症状を持つ子どもは、言語後退と社

---

13)　1957〜1990 年までの間に 160 件以上の LKS が報告されているが（Paquier et al. 1992）、実情は明らかではない（Pearl et al. 2001）。最近のデータとしては、2009 年 3 月時点で 3004 の病院から収集した Kaga et al.（2014）の日本における LKS 人口の最初の実態調査によると、5 歳から 14 歳までの LKS 患者の発症率は約 100 万件（978,000 件）に 1 人の割合であり、5 歳から 19 歳までの LKS 患者で治療対象となっている確率は、302,147〜407,420 人に 1 人の割合であると報告されている。

会・行動面の自閉的後退現象の双方を持つ子どもに比べて、脳波異常やてんかん発作を有する割合が高いと報告している（LKSの社会・行動面の後退については Deonna & Roulet-Perez 2010 も参照のこと）。自閉的後退歴のある子どもは自閉的後退歴のない子どもに比べて、脳波異常を有する割合が統計的に高くはない（Tuchman & Rapin 1997、Baird et al. 2006、Deonna & Roulet-Perez 2010 も参照）ことを考慮すると、自閉的特徴の有無にかかわらず、てんかん発作やてんかん性脳波異常を伴う言語後退の症例は、早期 LKS である可能性があると言える。以上から、脳波異常が LKS の隠れた病因の一部であるのと対照的に、AR の場合、脳波異常は明らかな原因とは言えないということができる。

　脳波異常の形態については、言語後退を伴わない自閉症児は、てんかん発作の有無に関係なく、中央・側頭領域に棘波が顕著であり、てんかん発作のある AR 児は、てんかん波の発生場所については特に違いはないが、LKS の場合は、特徴的に BECTS に似た CSWS を伴う焦点型てんかん性異常脳波が見られる（Tuchman & Rapin 1997、Levisohn 2004）ことは AR との大きな相違点である。さらに、AR 児には CSWS が起こることは稀であること（Tuchman 2009）に加え、前述の通り、LKS のてんかん発作と脳波異常は 8 歳から 13 歳まで（平均 10 歳）の間に消失する（Massa et al. 2000）という脳波に関わる 2 つの現象が AR と LKS を識別するためのリスクマーカーになるのである。

　このような脳波異常の頻度、脳波異常の形態、思春期までのてんかん発作・異常脳波の消失などの臨床上のリスクマーカーに加え、第二の識別基準として、語用論的、社会的コミュニケーション機能の側面についても多くの研究者から指摘されている。Mantovani（2000）は、語用論的または社会的コミュニケーション機能の有無は LKS と自閉症の最も重要な相違点であるとし、LKS 児の場合は、非言語スキルで測定された標準テストにおいて、社会意識、ジェスチャーの使用、認知機能などは失われず維持されると主張している。Deonna & Roulet-Perez（2010）も、

LKS 児は言語コミュニケーションの喪失があるものの、ひきこもり、常同性、遊びや社会状況の理解の不足などは主要な症状ではないとしている一方、自閉症児は「心の理論」を含む語用論的機能の発達異常が見られ、人と人との社会的コミュニケーションが著しく困難である（Baron-Cohen 1995, 1998、Temple 1997、Pearl et al. 2001、松井 2010）と指摘している[14]。さらに Bishop（2000）も、自閉症児は統語論や意味論の獲得に困難を持つだけでなく、語用論的に適切な言語使用についても障害があると指摘しているが、LKS 児は親や養育者との間に適切な愛着関係を育むことが可能で、人間関係や社会的コミュニケーションで特段の問題を持たず、心の理論を含めて語用論的知識を獲得することができると言う（Temple 1997）。Mikati et al.（2010）も「双方向の社会的交渉の問題や興味・行動が限定的という、自閉症に典型的に見られる特徴は LKS 児にははっきりとは見られない」（2010: 259–260）と述べており、Deonna & Roulet-Perez（2010）も、「LKS はてんかん波の及ぶ範囲がシルヴィウス溝近傍の大脳皮質に限られれば、発達途上にある言語のある特定の分野が失われることはあるものの、自閉症に顕著に見られる全般的な社会的関わりが後退することはない」（2010: 748）としている。このことから、社会的な関わりにおける双方向の人間関係が語用論的機能に関係するとしたら、LKS 児の場合、この領域には影響がないと言うことができ、この点が AR との新たなリスクマーカーとなり得る。

　さらに第三の特徴として、LKS と AR には言語回復の形態に決定的な違いがあり、LKS 児のおよそ 3/4 近くは、思春期までに言語が自然に完全回復または部分回復する（Mikati et al. 2010）一方、AR 児は深刻な言語障害が生涯続く（Tuchman 1997）。Deonna & Roulet-Perez（2010）も指摘し

14）　これとやや異なる見解が先行研究で示されており、例えば、Tager-Flusberg & Joseph（2005）や Tager-Flusberg（2007）によると、「自閉症は心の理論の発達だけでなく、心の理論に関係する従来の領域を超える、社会的な情動情報処理の面でも遅れや障害を持ち併せている」と言う（Tager-Flusberg 2007: 311 参照）。

ている通り、「病因が早期 LKS であることが確実になるのは、シルヴィ
ウス溝近傍の大脳皮質における脳波異常が抑制されるのに付随して諸症
状が改善され、言語や他のコミュニケーション技能が急激に回復したと
きであり、回復して初めて LKS であると判明するのである」(2010: 749)
(この点については Deonna & Roulet-Perez 2005 も参照のこと)。いずれにせよ、
LKS 患者のほぼ 3/4 が、思春期までに脳波異常が減少し消失するにつれ
て、(自然に) 言語機能を完全または部分的に回復する (Mikati et al. 2010)
という事実は、LKS と AR のリスクマーカーとなり得る。

　以上をまとめると、早期 LKS と AR は診断が非常に難しく、これは
どちらのケースでも、言葉の理解と発話の両方の言語障害が関与してい
ることが背景にあるが、まずは脳波異常、具体的には CSWS の特異な
てんかん波の有無、社会的対人コミュニケーションにおける心の理論を
含む語用論的知識獲得の可否に加え、思春期までに脳波異常が消失する
と共に言語使用が回復するという LKS に特徴的現象の有無が、LKS 児
と AR 児とを判別する臨床上のリスクマーカーであると思われる。

コラム②　自閉症の発見から現在まで

　「自閉症（autism）」という言葉が現在の意味で本格的に使われるように
なったのは 1940 年代になってからで、1943 年にアメリカの精神科医レ
オ・カナー（Leo Kanner）が「情緒的交流の自閉的障害」と題する論文を
発表し、翌年の 1944 年にオーストリアの小児科医ハンス・アスペルガー
（Hans Asperger）が「小児期の自閉的精神病質」と題する論文を発表した
ことに端を発する。二人が報告した子どもの自閉的な症状の様相は異なっ
ていたが、「コミュニケーションの障害」「対人関係・社会性の障害」「パ
ターン化した行動、こだわり」などの共通した特徴も見出され、その後、
「カナー症候群（低機能自閉症）」と「アスペルガー症候群（高機能自閉症）」
というタイプの異なる自閉症の区分が認識されるようになった。

　前者は医学的な診断名ではないが、概略、自閉症の中でも知的障害を伴

い、言語障害を合併するケースであり、後者は知的障害や言語障害を合併しないタイプの自閉症を指している。カナー症候群は一般的に3歳以前に発症する（鶴田 2017）が、本書で取り挙げた「退行型自閉症」（autistic regression: AR）も3歳以前に発症し、言語障害と知的障害を合併することからカナー症候群に含まれると考えられる（ARに関しては、石井 1971、栗田 1983、星野他 1986、若林 1974なども参照のこと）。また、早期 LKS も3歳以前に発症し、同様に言語障害と知的障害を伴うことから、AR を含むカナー症候群との臨床上の判別をできるだけ正確に行い、誤診を避けることが重要なのである。

　自閉症の精神疾患における位置づけに関しては、従来、アメリカ精神医学会作成の診断基準である『精神疾患の診断と統計のためのマニュアル』（Diagnostic and statistical manual of mental disorders:DSM）の第3版 DMS-III から第4版 DMS-IV までは、自閉症はその他の社会性の発達障害と共に1つのカテゴリーにまとめられ、「広汎性発達障害（pervasive developmental disorder: PDD）」と呼ばれてきた。例えば、DMS-IV では、自閉性障害（＝自閉症）、レット障害、小児期崩壊性障害、アスペルガー障害、特定不能の広汎性発達障害（非定型自閉症）が広汎性発達障害に含まれていた。しかし、2013年に改定された最新の診断基準である DMS-5 では、レット障害が X 染色体上に存在する Methyl-CpG-binding protein2（MeCP2）遺伝子の（突然）変異が主な原因であることが特定されたことを受けて、グループから外され、現在では残りの4つの診断名を全て削除し、「自閉症スペクトラム障害／自閉スペクトラム症」（autism spectrum disorder: ASD）という診断名の名の下に収める形で統一されている。

第 2 章
人間の言語の仕組み
レネバーグとチョムスキーの視点から

本章では、小児失語に見られる言語障害や認知障害を理解するために必要な人間の言語の仕組みを、エリック・レネバーグ（Eric Lenneberg）とノーム・チョムスキー（Noam Chomsky）の理論の視点から考察していく。そもそも言葉を話すという行為と言葉を理解するという行為は別のものであり、これは発話の内容はほぼ理解するが発話ができないブローカ失語（Broca 1861）や発話が流暢でも話の内容のつじつまが合わないウェルニッケ失語（Wernicke 1874）などの脳疾患患者の存在からも明らかであるが、我々が普通に言語を理解し発話するには、想像以上に複雑な要因とメカニズムが関係しているのである[1]。

以下では、「内言語の概念」「母語獲得モデルと臨界期仮説」「共鳴理論と脳波律動」「心と言語のモジュール性」に関して、主にレネバーグとチョムスキーの仮説を基に解説し、人間の言語はどこにあるのか、どうやって人間は母語を獲得するのか[2]、また、言語機能が他の認知機能とどのような関係にあるのかなどに関して考察していく。なお、本章と次章の内容を深く理解するための言語学の基礎知識についても、以下に簡単に触れておくこととする。ぜひ参考にしていただきたい。

---

1) 脳の器質的損傷に伴う失語症の実態とその治療に関しては、佐野・加藤（1998）などを参照されたい。また、言語に関わる障害とその治療・指導に関しては、今井（1979）、笹沼（1979a, b）、秦野（2001）、西村（2001）、大石（2001）などを参照のこと。

2) 「母国語」は自分が生まれ育った国で広く使用されている言語という意味だが、「母語」は自分が生まれてから家庭で身につける言語を指す。「母国語」が必ずしも「母語」とは限らないような状況が成立することから、ここでは「母国語」ではなく「母語」という用語を使用している点に注意されたい。

1．言語学を理解するためのキーワード

（1）　言語の考え方に関する事項

潜在（的言語）構造（latent［language］structure）

　エリック・レネバーグが提唱した概念で、人間が生物学的必然として脳内に発達させる「言語の生物学的鋳型」である。これは人間が獲得し得る全ての自然言語に共通の生物学的基盤を与えるものであり、この存在により、人間は母語としての内言語を獲得・発達させることが可能となる。ノーム・チョムスキーの普遍文法（Universal Grammar: UG）にほぼ対応する概念であるが、「潜在（的言語）構造」は、最初から存在するものではなく、遺伝子に基づく人間の発生・発達を通じて、人間の認知がある段階に達したときに出来上がる構造である。

普遍文法（Universal Grammar: UG）

　チョムスキーが提唱した概念で、人間に遺伝的に与えられた母語獲得を可能にする生得的な言語獲得装置で、脳に内在する言語機能（faculty of language: FL）の初期状態（母語獲得が開始される前の状態）に相当する。人間の全ての自然言語に共通する特性（例えば、全ての文法規則は統語構造に依存して形成されるなど）を捉える仕組みであり、レネバーグの潜在（的言語）構造にほぼ対応する概念である。

I言語（I-language）

　チョムスキーが提案した概念で、発話や手話などを通じて人間の外に

外在化された実際に使用される言語とは対照的に、それを生み出す元になる、人間の脳に内在する言語知識（I言語のIは internalized［内在化した］、individual［個人的な］、intensional［内包的な＝関数的な］の意味）。これは脳に内在する言語機能が、初期状態（＝普遍文法）から、自然言語を入力データとして取り込みながら言語獲得を進め、安定状態（＝英語や日本語などの個別文法）に到達した状態を指す。以下のレネバーグの実現構造に対応する概念である。

実現構造（realized structure）

レネバーグが提唱した概念で、チョムスキーのI言語にほぼ相当し、内言語を意味している。人間は言語獲得・発達の過程で、潜在（的言語）構造を言語の生物学的鋳型として備え、共鳴作用（次の項目を参照）を介して母語のデータを取り込み、安定状態に到達すると考えられる。この安定状態が英語や日本語などの個別言語の文法知識としての「実現構造」である。

共鳴作用・現象（resonance, resonation）

レネバーグが動物一般の社会的行動の獲得・発達を説明するために提案した生得的本能である。人間の言語は、周囲に母語の話し手である大人が存在する社会的な状況の中で獲得・発達する社会的行動によるものであり、母語獲得の臨界期（次の項目を参照）にある子どもは、本能的かつ自発的に周囲の大人が使っている言語に共鳴しながら、無意識に母語の文法知識（語彙の知識も含む）を脳内に形成していく。一般に言われる「模倣」とは異なる概念であることに注意が必要である。

臨界期仮説（critical period hypothesis）

臨界期とは、脳の神経回路網の可塑性が一過的に高まる生後の限られた時期であり、生涯にわたって可能となる学習には関係しない。視覚、

聴覚などの感覚機能や母語獲得に関わる神経回路は臨界期があると考えられている。レネバーグの臨界期仮説とは、母語が自然に努力せずに獲得される時期が存在し、具体的には脳の可塑性が保たれる2歳から思春期までの限られた期間とされるが、それを過ぎると獲得が困難になるとする説である。なお、レネバーグはあくまで母語獲得における臨界期は存在するとは述べているが、外国語習得については明言を避けており、第二言語習得理論に適用することは本意ではない。

モジュール性（modularity）

元々モジュール（module）とは、工学で用いられる設計上の概念であり、1つのシステム全体を構成する自律的に機能しつつ相互作用する1つ1つの要素を指す。このような特徴を持つシステムをモジュール性（modularity）を有すると言う。本書では「心のモジュール性（modularity of mind）」と「言語のモジュール性（modularity of language）」という2つのモジュール性について取り上げているが、これは心というシステムが複数のモジュールから構成されており、言語はその1つのモジュールであるが、その言語モジュール自体も1つのシステムとして複数のモジュールから構成されていることを意味している。

言語獲得（language acquisition）

幼児期に行われる第一言語の獲得を意味し、外国語などの第二言語習得（second language learning）と対比して捉えられる。様々な言語獲得モデルが提唱されているが、言語獲得に特化した遺伝的基盤により、生得的能力に基づき言語は獲得されるとの立場をとる代表が生成言語学（generative linguistics）であり、本書で主に取り上げているレネバーグの立場も生成言語学との相違点はあるものの生得論に属する。他方で、そのような言語特有の遺伝的基盤は存在せず、言語獲得はあくまでも一般的認知能力（心の理論や社会的認知能力を含む）の発達によって達成され

るものであるとする認知言語学（cognitive linguistics）の考え方もある。なお、脚注2)でも述べたが、母国語という表現は、母語と母国が異なる移民などのケースもあるため、言語学、心理学、第二言語習得の分野では使用せず、母語という表現を用いる。

生物言語学（**biolinguistics**）

生物学との関連を密にしながら、人間の心・脳に内在する言語機能を、ちょうど自然科学が対象とする「物体の運動」や「光」のような自然現象の1つであると考えて、その本質を自然科学的アプローチによって解明しようとする言語学の先端分野で、言語学と生物学、最終的には物理学や化学との学際的な共同研究を要する分野である。

生物言語学が掲げる目標は主に以下の5つがある。

(i)人間が有する言語知識はどのようなものなのか。

(ii)人間は言語をどのようにして獲得するのか。

(iii)人間は言語知識を言語理解や言語産出にどのように使用しているのか。

(iv)人間の言語知識と言語運用（＝言語理解、言語産出）に関わるメカニズムは脳内でどのような物理的基盤を持っているのか。

(v)人間の言語は進化の過程でどのように発生したのか。

特に、言語の脳内メカニズムについては、本書でも取り上げた PET や fMRI などの脳活動の可視化（ニューロイメージング）技術の発展により、神経ネットワークレベルの研究が進展し、言語関連領野の特定とその働きに関して解明が進んでいる（Friederici 2017a, b 参照）。さらには、近年ヒトと類人猿のゲノム解析も進み、分子生物学においても言語に関連する遺伝子が発見されてきているが、遺伝子自体はあくまでも特定のタンパク質を作るための情報しか与えていないため、「言語遺伝子」や「文法遺伝子」のような言い方は正確ではない。言語のような認知機能は、脳内で神経ネットワークによる生理学的プロセスによって実現され

ているはずであり、最終的にはそのような生理学的プロセスを可能にしているタンパク質群が何であり、そのタンパク質群がどのような遺伝情報によって生成、制御されているのかを突き止めることが必要になると思われる。

生成文法（generative grammar）

チョムスキーによって1950年代に提唱された言語理論で、人間の言語能力の「有限の材料で無限の言語表現を作り出すことができる」という基本的特徴を、明示的な文法規則によって定義できることを実証した。今日までに具体的な言語理論の中身は様々な変遷を遂げてきたが、一貫して統語論を中心とした形式的特性の研究に焦点を当てている。生成文法の「生成」とは、「明確に定義する」という意味で使われている。

(2)　個々の概念

音素（phoneme）

口や舌などの調音器官を使って調音されて作られる個々の音声（speech sound）は、実際には個人間の違い、あるいは同じ人でもその時々で微妙な違いがある。したがって、そのような物理的に違う音声を「同じ音」として認識させる仕組みが脳に備わっていなくては、コミュニケーションが成り立たなくなってしまう。例えば、［s］の発音が人によって物理的に違いがあった場合、その音が入っている単語が全く別の単語として認識されてしまいかねないのである。言語にはそれを防ぐ仕組みがあり、それが「音素」という概念である。［s］に対する音素は/s/と表示するが、/s/は実際に発音された［s］ではなく、物理的に違う様々な［s］をまとめ上げて、共通性を捉えた音の概念なのである。この音素の存在によって、我々は違いを乗り越えてお互いにコミュニケーションができるのである。

音素は一般的にそれぞれの言語で単語の意味の違いを生じさせること
ができる性質を持つ。例えば、英語の sip と zip は語頭の /s/ と /z/ の違
いによって別の単語と認識されるが、このような時、/s/ と /z/ は英語の
音素として働いていることになる。ただし、/s/ /z/ のような音素のみで
は意味を持たない。また、音素の数や種類は言語によって異なっている。
例えば、英語には thank you の th の音素 /θ/ とは別に sit down の s の音
素 /s/ が存在するが、日本語には音素として /θ/ は存在しない。した
がって、日本人には th の [θ] という音が、ス [s] のように聞こえて
しまうが、英語の母語話者にとっては、[s] と [θ] は全く別の音とし
て認知されるのである。

形態素（morpheme）

形態素は言語において何らかの意味・機能を担うことができる最小の
単位である。先に説明した音素そのものは意味を持たないが、それがい
くつか集まると意味を持ったユニットが出来上がり、これを形態素と呼
ぶ。例えば、/h/ /o/ /N/ という 3 つの意味を持たない音素が集まって、
/hoN/ という音素列が作られ、「本」という一定の意味を担うユニットと
なる。つまり形態素は実際の音声ではなく音素によって表示された内言
語の概念なのである。さらに形態素は自由形態素（free morpheme）と拘
束形態素（bound morpheme）に分類されるが、前者は /hoN/（本）のよう
に単独で単語になり得る形態素で、後者は例えば /oiʃi-sa/（おいし−さ）
の /oiʃi-/（おいし−）と /-sa/（−さ）のように単独では単語になり得ず、相
手と一緒になってはじめて単語を作り上げることができる形態素を指す。

単語と語彙項目

単語（word）と語彙項目（lexical item）という用語は同じ意味で使われ
ることも多いが、本書では生成文法理論にならい、2 つを厳密に分けて
考えている。一般的には、単語を材料にして文を作り上げているという

イメージがあるが、実は、単語も文も（より厳密には、単語は文の構造の一部として）複数の語彙項目から構成されている統語構造であると捉えるべきである。例えば、英語の単語である、動詞の arrive（到着する）と名詞の arrival（到着）だが、共に動詞と名詞に共通するコア概念に対応する語根（ルート）部分である $\sqrt{}$ ARRIVE（ルート $\sqrt{}$ 記号を使った要素として表す）を語彙項目として持っており、これに動詞化の働きをする語彙項目（v）が付けば動詞の arrive に、名詞化の働きをする語彙項目（n）が付けば名詞の arrival として構造化される。記号化すると、v + $\sqrt{}$ ARRIVE = arrive、n + $\sqrt{}$ ARRIVE = arrival となる。概略、単語を作り上げている語彙項目は前述した形態素とほぼ同じと見なすことができ、同じユニットでも統語論では語彙項目と呼び、形態論では形態素と呼ぶ、というようにたまたま別の用語が用いられているのである。

レキシコン（**lexicon**）

レキシコン（lexicon）とは、一般的な用語の辞書（dictionary）に対応する概念であり、先に説明した語彙項目や形態素などが集まった集合を指している。人間の言語の場合、一般的には、このようなレキシコンは、脳・心の中に何らかの形で存在していると考えられており、これはメンタル・レキシコン（mental lexicon）と呼ばれている。つまり、私たちの脳・心の中に、語彙項目や形態素が蓄えられている貯蔵庫があり、メンタル・レキシコンはいわば頭の中の辞書なのである。ただし、実際に脳内で語彙項目や形態素、さらに、メンタル・レキシコン全体が、どのような形で実現され、どのような形で脳内に情報として記憶されているのかは未解決の問題であり、今後の解明が待たれる。

(3) 言語学の中の音に関する分野

音声学（**phonetics**）

　具体的な言語音がどのように調音されたり、聴覚されたり、物理的に実現されているのかを扱う分野で、口や鼻を含む音声器官で作られて外に出た具体的な音に関する様々な事項を研究する。個々の母音や子音、母音や子音が集まって作り出す音節やその他のユニット、また、単語、句、文のレベルで見られる韻律現象（プロソディー）（例えば、アクセントやイントネーションなど）を具体的に言語音のレベルで分析する。音声学が扱う音声は音声記号を［　］の中に入れて表記する。例えば、日本語のさ行の「さ、し、す、せ、そ」であるが、音声学が扱う実際に発音される音声レベルでは［sa］、［ʃi］、［su］、［se］、［so］となる。つまり、［i］以外の母音の前では［s］という歯茎のところで摩擦を起こしながら発音する子音になるが、母音の［i］の前では［ʃ］という歯茎よりも少し後ろで摩擦を起こしながら発音する子音になる。これは母音の［i］を発音するときに口の中で舌が少し後ろに移動するため、それに前もって合わせる形で摩擦を起こす場所が歯茎よりも少し後ろに移動するためである。音声学はこのような物理的な実際の音声上の特質を扱う分野である。

音韻論（**phonology**）

　音声学とは異なり、音韻論はあくまでも頭の中の内言語に属する抽象的な音素と音素のまとまりが作り上げる様々な構造やパターン（音節など）を、音声学で扱う具体的な言語音とは独立に扱う分野である。

　例えば、英語の2つの音声 lice［laɪs］と rice［ɹaɪs］を英語話者と日本語話者が同時に聞いた場合、英語話者はすぐにその2つは“シラミ”と“お米”という別々の単語だと認識できるが、日本語話者は別々の意

味を持つ単語だとは認識できない。これは物理的な音声のレベルでは、英語話者も日本語話者も共に同じ音声を与えられているにもかかわらず、英語には /l/ と /ɹ/ が別々の音素として内言語に存在しているため、別々の音として知覚することができる一方、日本語にはそもそも /l/ と /ɹ/ が音素として内言語に存在しておらず、その代わりとして別の子音であり、日本語のラ行の子音を示す。/ɾ/ が音素として存在しているため、区別ができないのである。つまり、音声学とは異なり、音韻論は内言語を構成するシステムであり、音声の特徴をまとめている抽象的な音の概念（＝音素）が様々な具体的音声を分類する役割を果たしているのである。なお、音韻論が扱う音素は音素記号を / / の中に入れて表記する。

(4) 言語学の中の構造を扱う分野

形態論（**morphology**）

この分野も内言語の単語レベルの構造を扱う分野で、意味を持つ言語の最小ユニットである形態素（morpheme）がどのように結合し、単語を作り上げているのか、また、単語同士がどのように結合しより大きな単語を形成するのかなどを扱う（派生、複合などの語形成）。例えば、kind-ness は kind（親切な）という形容詞に -ness（名詞を作る接尾辞）が結合して語形成がなされている。他には、動詞や名詞などの語形変化なども扱う。

統語論（**syntax**）

句や文レベルの構造を扱う分野で、音と意味をつなぐための構造を作る役割を果たしており、内言語にとって最も重要な部分を占めている。言語は、1つ1つの語彙項目がある一定の方法で結合され、より大きなまとまりである句（phrase）を作り、それがいくつか結合して最終的に文（sentence）が形成される。その結果、出来上がる統語構造は、いく

つものまとまり（＝「構成素」と呼ぶ）が階層的に積み重なる「階層構造」をなしており、この階層構造に基づいて語順も決定されるのである。例えば、「太郎と次郎の母親が昨日パーティーにやって来た。」という文は主語に関して意味的にあいまいであるが、ここで関係するまとまりを[　]で表してみると、これは［太郎］が［次郎の母親］と結合して主語を作り上げ[[太郎]と［次郎の母親]]となっているのか、それとも、［太郎と次郎］が［母親］と結合して主語を作り上げ[[太郎と次郎]の[母親]]となっているのか、2つ可能性があるからである。前者なら太郎君と次郎君は兄弟ではなく、太郎君とは別に次郎君の母親がパーティーに来たことになり、後者なら太郎君と次郎君は兄弟で、その兄弟の母親がパーティーに来たことになる。このように、統語論においては、文の構成素がどのようなまとまり方をするかによってその文の意味が決定されており、文の意味の形成に統語論が重要な働きをしているのである。

(5)　言語学の中の意味を扱う分野

意味論（semantics）
　文字通りの意味を扱う分野で、単語の意味だけでなく、単語から構成される句や文の意味も取り扱い、句や文の意味を解釈するときは、統語構造に従い、個々の単語の意味からいかに句や文の意味が派生されるのかを分析するなど、概念・意図システムを通じて思考するために用いられる内言語に深く関連した分野である。個々の単語は複数の意味特性（意味素性と呼ぶ）の集まりと考えられ、例えば、「私は若い老人に話しかけた。」という文が意味的におかしいのは、「老人」という単語には［−若い］（つまり「若くない」という意味素性）が含まれており、これが「若い」という単語との間に矛盾を生じさせる文になっているからと分析されるのである。

語用論（pragmatics）

　意味論が単語や句、文の文字通りの意味を扱うのに対して、特定の文脈や場面での「言外の意味」、つまり、話し手の意図などを扱う分野である。例えば、「今何時か分かりますか。」に対する適切なやりとりは「はい、分かります。」ではなく「10 時半です。」など、話し手が伝えようとしている意図を適確に推論することが重要である。語用論は、聞き手がどのように正確に話し手の発話を解釈するのか、そのプロセスを解明する学問分野である。ちょうど音声学が内言語を外在化して音によるコミュニケーションを可能にするように、語用論は内言語を実際の使用の場面に結び付けてコミュニケーションを可能にしているのである。つまり、人間のコミュニケーションは語用論的知識が適切に発達し、運用されて初めて実現されるのである。

第 2 章 人間の言語の仕組み | 51

コラム③ 統語論と語彙項目

　このコラムでは統語論と語彙項目の関係をもう少し詳しく説明してみたい。本書では生成文法理論で採用されている立場である、語彙項目は統語論が句や文を作り上げる時の併合（Merge）という統語操作の最小の単位であると定義する。まず併合は 2 つの要素 X と Y からなる集合（{X, Y} で表す）を作る操作であり、その結果できた集合自体もまた併合の対象となることができる（このような性質を「再帰性（recursivity）」と呼ぶ）。

　具体例で見てみよう。話を簡単にするため、既に併合によって {the, man} が形成されているとする。この {the, man} と√ ARREST（ルート√記号を付けた大文字で表した ARREST はまだ品詞が確定していない中立的な語彙項目である語根［ルート］）が併合によって集合を形成し、その結果 {√ ARREST, {the, man}} が出来上がり、これと、例えば、動詞という品詞を与える語彙項目（小文字の v で表す）が併合すると {v, {√ ARREST, {the, man}}} という集合が出来上がる。（さらに v と　√ ARREST が結合して結合体をなし）、このまとまりが arrest the man（その男を捕まえる）という動詞句になるのである。もし v の代わりに名詞という品詞を与える語彙項目（小文字の n で表す）が併合されると　{n, {√ ARREST, {the, man}}} となり（さらに n と √ ARREST が結合して結合体をなし）、結果的に arrest of the man（その男を捕まえること）という名詞句が出来上がる（この場合は意味的に中立的な前置詞の of が必要になる）。この考え方によると、実は、"単語" は、句や文を作るための材料ではなく、語彙項目を材料にして統語論で作り上げられた統語構造の 1 つであると捉えることができるのである。このように句や文だけでなく "単語" も統語演算システムの併合によって構築される統語構造体であるとする考え方を「反語彙主義（Anti-lexicalism）」と呼ぶ（詳しくは藤田・松本 2005 及びその中の参考文献などを参照のこと）。

2．内在化された言語：レネバーグの潜在（的言語）構造と実現構造／チョムスキーの普遍文法とＩ言語

　人間の言語を考えるにあたり、まず確認しておかなくてはならない根本的な問いは、そもそも「人間の言語はどこに存在するのか？」という問いである。今本書を読んでおられる読者の皆さんは、人間の言語の例として、日本語の文章を目にしているが、このような体験からなんとなく人間の言語は我々の外の世界に存在していると思うかもしれない。しかし、よくよく考えてみるとこれが錯覚であることが判明する。今目にしている文章が日本語として理解できる理由は、皆さんの頭の中に既に日本語に関する言語知識（文字体系との関係も含め）が備わっているからに他ならない。仮に全く日本語の知識がない人が本書を見たとしたら、単なる文字らしきものの羅列にしか映らないことであろう。これは音声体系や文字体系を知らない外国語を聞いたり見たりした経験がある人であれば納得できる事実であろう。

　既に第１章の説明の中に「内言語」という言葉を使用したが、この「内言語」という「我々の頭の中に存在する言語という概念」を生物言語学の立場から理論化したのが、以下で説明するエリック・レネバーグとノーム・チョムスキーである[3]。

---

3)　この脳内に存在する言語という概念自体は、ポール・ブローカ（Paul Broca）が、Broca（1861）の運動性失語症の症例を報告して以来、脳科学や医学の世界で根本的な仮説として採用されてきた考え方である。また、生物言語学の文脈ではないが、フェルディナン・ド・ソシュール（Ferdinand de Saussure）も Saussure（1916）の中で、外在化された発話を意味する概念「パロール（parole）」に対し、脳に言語知識として内在化された言語を意味する概念である「ラング（langue）」を仮定している。ただし、ラングは社会・文化的な概念であり、当該の言語共同体の構成員によって、それぞれ、（部分的に）共有されている言語知識の体系である。

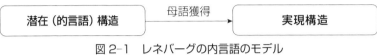

図 2-1　レネバーグの内言語のモデル

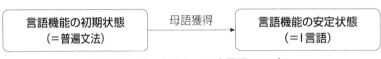

図 2-2　チョムスキーの内言語のモデル

　Lenneberg (1967) と Chomsky (1986) の中でそれぞれ明確に述べられている通り、レネバーグもチョムスキーも人間の言語を脳に内在する生物学的システムと捉え、そのような脳に内在する言語に対し、理論上、身体の成熟に伴う言語の個体発生（＝言語獲得）が始まる前の段階と、それが進んで個別言語の文法の獲得が（ほぼ）完了した段階、という生物学的に異なる 2 つの段階を措定している。図 2-1 に示すように Lenneberg (1967) では、前者を「潜在（的言語）構造」、後者を「実現構造」と呼び、Chomsky (1986) では、前者を「言語機能の初期状態」、後者を「言語機能の安定状態」と呼んでいる。レネバーグは、「潜在（的言語）構造」と「実現構造」は、それぞれ、文法学者が数世紀来、「普遍文法」と「個別文法」と呼んできたものに対する生物学的対応物であると説明している。

　一方、チョムスキーもそれまでの文法学者が使ってきた普遍文法と個別文法という用語を生物学的な概念として捉え直し、「言語機能の初期状態」に関する理論を「UG（普遍文法）」とし、「言語機能の安定状態」を「I 言語」（I は internalized［内在化した］、individual［個人的な］、intensional［内包的な］の略）と呼び、それに関する理論を「個別文法」と呼んでいる。

　図 2-1 と図 2-2 にそれぞれレネバーグとチョムスキーの内言語のモデルを示す（本書ではこれ以降の章の中でも混乱が生じない限り「内言語」を

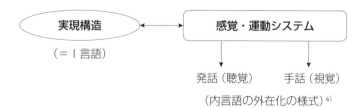

図 2-3　人間の内言語と外在化の関係

「内在言語」と同じ意味で使用する)。

　図 2-1 と図 2-2 に示したように、レネバーグもチョムスキーも、それぞれ、言語獲得のプロセスを潜在(的言語)構造／言語機能の初期状態が実現構造／言語機能の安定状態へと変換される実現化のプロセスと捉え、生物学的に決定された(普遍的な)潜在(的言語)構造／普遍文法が実現化を経て、個別言語に対応する個別文法の具体的な形を与えることに他ならないと考える。内言語に関連して、レネバーグとチョムスキーに共通する考え方を図 2-3 に挙げておく。

　レネバーグの実現構造もチョムスキーの I 言語も、あくまでも言語能力を指しており、感覚・運動システムを介しての外在化による、実際の具体的な場面での言語行動・言語使用とは明確に別のものである(これがチョムスキーの創始した生成文法理論［generative grammar］の言語能力［competence］と言語運用［performance］の区別である)[5]。実際に言語知識

---

4) 正確には、感覚・運動システムを通して、内言語と外在化された言語とを仲介する方法には他にも、例えば、タドマ法(Tadoma method)のように、相手の顎や喉を触って、声帯の振動や口及び唇の動きから、触覚を通して相手の言葉を読み取る方法がある。詳しくは、C. Chomsky (1986) や Gleitman & Landau (2013) などを参照されたい。

5) アリストテレスは「言語は意味を伴う音声である」(Aristotle 1938 参照)と特徴付けたが、もしレネバーグやチョムスキーの言語観が正しいとすると、むしろ「言語は音声や手話のサインなどその他の外在化の形式を伴うか、そのような形式を全く伴わない、意味である」という特徴付けのほうが、人間の言語を正確に捉えていることになる。実際に、Chomsky (2013, 2016, 2017a, b) は、アリストテレスとは逆の言語観を明確に打ち出している。

としての言語能力を用いて、言語を使用して発話を行ったりする場合には、記憶の限界や注意の集中の度合いなど明らかに言語能力以外の要因も絡んでくるので、言語能力が純粋に100％反映されるとは限らない（言い間違いなどはその例）。我々も、レネバーグやチョムスキーに従い、図2-3に示すように、発話や手話などの外在化のためのモダリティー（＝様式）が違っていたとしても、その基底にある獲得される言語能力は同等であると考える。図2-3に関しては、次のセクションで触れるレネバーグの母語獲得の臨界期仮説を正しく理解するためには、しっかりと念頭に置いておかなくてはならない。

3. レネバーグの母語獲得モデルと臨界期仮説

(1) 母語獲得モデル

　レネバーグは、母語獲得・発達における母語の言語入力と言語能力の成長との関係を、栄養と身体の成長との関係になぞらえている。これは一種の比喩であるが、我々は比喩以上の本質を突いた慧眼であると考えている。レネバーグの比喩を少し現代風にアレンジして描いてみたのが図2-4である。

　人間は食物を素材として体内に取り込み、それを消化し、最終的にはタンパク質をアミノ酸のレベルまで化学的に分解する（食物タンパク質に由来しない生体内で合成されるアミノ酸もあるが）。そして、DNA（デオキシリボ核酸）の塩基配列によって決められた遺伝情報に基づき、アミノ酸からタンパク質が再構成され、身体の構造構築のためのブロックとして用いられる。しかし、身体の組織や器官がどのような構造に作り上げられるのかを示す情報は、体内に取り込んだ素材としての食物自体の中には含まれていない。あくまでも、各個体自身の細胞成分の中に潜在的に内在する情報に基づく、身体発達のための合成プロセスによって、身体の組織や器官が形成されるのである。

　同様に、言語を生物学的視点から見た場合、母語獲得・発達に際し、子どもは周囲で使われている母語を素材としての言語入力として"体内に取り込み"、それを"消化し"、最終的には言語を構成する単語を語彙項目のレベルまで言語的に分解する（単語と語彙項目との違いに関しては「言語学を理解するためのキーワード」、脚注7）、及びp. 51のコラム③を参

a. 栄養と身体の成長との関係

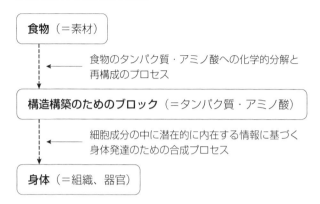

b. 母語の言語入力と言語能力の成長との関係

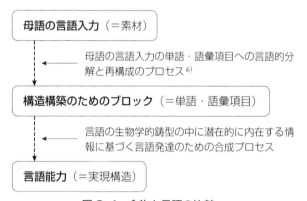

図2-4 食物と言語の比較

照のこと)。そして、まだ完全には解明されていない生物学的メカニズムによって、語彙項目から単語が再構成され、言語能力の実現構造の構造構築のためのブロックとして用いられる[7]。しかし、ここで注意すべ

---

6) ここでは構造構築のためのブロックとして便宜的に「単語・語彙項目」と記したが、「言語学を理解するためのキーワード」、コラム③でも説明した通り、正確には単語ではなく「語彙項目」が本当の意味で言語の構造構築のためのブロックになる。次の脚注7)も参照のこと。

7) 「単語」という表現は言語学的には非常にあいまいな用語である。一般には、

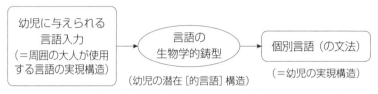

図2-5　レネバーグの言語の生物学的鋳型に基づく母語獲得モデル

き点は、言語能力の実現構造がどのような構造に作り上げられるのかを示す情報は、"体内に取り込んだ"「生の素材としての母語の言語入力」自体には含まれていないということである。それは、あくまでも、各個体自身のヒトとして生物学的に規定された言語の「生物学的鋳型（biological matrix）」の中に潜在的にある情報に基づいて展開される言語獲得・発達のための合成プロセスによって、言語能力の実現構造が形成されるのである。

レネバーグはそのような言語の生物学的鋳型に基づく母語獲得モデルとして図2-5のようなモデルを仮定している。

レネバーグの母語獲得モデルで仮定されている「幼児に与えられる言語入力（＝周囲の大人が使用する言語の実現構造）」と「言語の生物学的鋳型」は、それぞれ、チョムスキーの生成文法理論で仮定されている母語獲得モデルにおける「一次言語データ（primary linguistic data: PLD）」と「普遍文法（Universal Grammar: UG）、あるいは言語獲得装置（language acquisition device: LAD）」に相当する概念である（Chomsky 1965などを参照）。

あたかも単語が独立にまず存在していて、それをいくつか組み合わせて句や文が作られると考えるのが普通だと思うが、我々はこの見方は間違っていると考えている。単語自体も実はそれよりも小さい構成要素から形成されており、この構成要素のことを生成文法理論の考え方に従い、「語彙項目（lexical item）」と呼んでおく。このような考え方によると、実は"単語"も句や文と同様に統語システムによって形成されるのであり、"単語"は形成された構造の一部を便宜的に表面的に"切り取ったもの"なのである（これを生成言語学における「反語彙主義（Anti-lexicalism）」の考え方と呼ぶ。詳しくは藤田・松本（2005）などを参照のこと）。具体例についてはコラム③（p. 51）も参照のこと。

この言語の生物学的鋳型が生物学的にどのような性質を持ったもので、生物学的にどのように規定されたものなのか、また、それが脳内でどのように実現されているのか、さらに、それがヒトの進化の過程でどのように派生したのかなどを発見することが、人間の言語を解明するうえで生物言語学の最も重要な問いとなっている。

　ここで内言語の獲得に関してレネバーグとチョムスキーで異なる点が少なくとも１つあることに触れておきたい。レネバーグは、次のセクションで詳述する通り、言語獲得における個体発生の時間軸に沿った成熟過程を重視するのに対し（Lenneberg 1967）、チョムスキーは、その大切さを認識しながらも、言語獲得の実際の時間的な次元を捨象して理想化しても理論上の問題は生じないとし、「瞬時獲得モデル（instantaneous acquisition model）」を想定している（Chomsky 1965）。レネバーグは、チョムスキーと異なり、母語獲得には、時間的な次元である生物学的「発生・発達（development）」のメカニズムが理論的にも決定的に重要であると考えており、瞬時獲得モデルは採用していない点に注目すべきである。その後、この瞬時獲得モデルの仮定に基づいて生成文法理論内で言語獲得研究が進展してきたわけであるが、以下ではレネバーグの理論に則った言語回復の理論を構築することを目指すこともあり、これ以上本書ではチョムスキーの言語理論と言語獲得理論には触れない[8]。

　最後に、潜在（的言語）構造の実現構造への実現化に関して、Lenneberg（1967: 376）は、「実現化のプロセスは『何かものを言い始めること（beginning to say things）』と同じではない。実現化はある特定の反応を行う能力に関係する制約からは独立しており、話すという行為が何か末梢

---

8)　生成文法理論は 1970 年代末から 1980 年代初めにかけて「原理とパラメータによるアプローチ（Principles and Parameters Approach」（Chomsky 1981）のパラダイムが構築され、それをきっかけに言語獲得研究が様々な言語からの比較研究によって進展した（大津 1989 参照）。最近の生成言語学における言語獲得研究の進展に関して日本語で読んでみたい方は、杉崎（2015）、郷路（2013）などを参照されたい。

的な原因によって全くできないとしても、実現化は起こり得るのである。この場合、言語を理解していることを示す何らかの徴候によってのみ、当該の実現化が起こっていることが立証されるのである」と指摘している。この点は、てんかん発作に起因する小児失語症であるLKSを正しく理解するうえで極めて重要であることをこの時点で強調しておきたい。つまり、たとえLKS児に発話がなかったとしても、言語理解の徴候が存在する限り、内言語は失われていないことを明確に示しているからである。

(2) 臨界期仮説

　母語獲得に関する「臨界期（critical period）」という概念自体は、Penfield & Roberts（1959）によって提案されたが、本格的に初めて定式化したのはレネバーグである。以下、レネバーグの母語獲得に関する臨界期仮説を説明していくが、その内容に触れる前によくある誤解について言及したい。まず、レネバーグの臨界期仮説はあくまでも母語獲得に関して提案されたものであり、（第二言語を母語として獲得する場合には当てはまるが）外国語として第二言語を学習、習得する場合を含めて提案されたものではない。さらに、以下で詳しく述べる通り、彼の臨界期仮説は言語機能全体に当てはまるものとしては提案されていないことに留意する必要がある。つまり、レネバーグの臨界期が関係するのは、実際に話しているかどうかというレベルの問題ではなく、あくまでも頭の中の言語体系である内言語の発達のみであり、発話による外在化自体には関係しないのである。言い換えれば、内言語が臨界期内に確立してさえいれば、理論的には、発話はいつの段階でも可能であると言えるのである。残念ながら、言語学や言語教育の専門家でもこのことを正しく理解していない場合が散見されるので、この点を強調しておきたい。以下、この理論に関し、図2–6を参照しながら詳述したい。

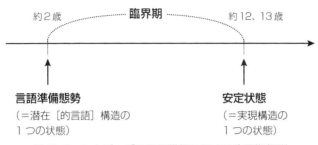

図2-6　レネバーグの母語獲得に関する臨界期仮説

　生後約2年以内に脳の左半球か右半球に損傷を被ったとしても、いずれも順調に回復し、通常通り、話すことが可能になるが、仮にそうでない場合でも、一時的に言語障害が生じるものの約12、13歳で臨界期が終了するまでには完全な回復が見られる。また、認知的発達の遅れがあるダウン症の子どもは健常児と同様な言語発達の段階を通過するが、大体12、13歳くらいでその言語発達が止まってしまう傾向が見られる。レネバーグは、脳に損傷を受けた大人や子どもの失語症患者の言語回復パターンやダウン症患者などの言語発達パターンの症例を詳しく調べた結果、既に述べた通り、母語獲得の臨界期は約2歳くらいから約12、13歳くらいまでと仮定した。

　ここで注意すべきは、この臨界期はあくまでも図2-6の潜在（的言語）構造が実現化のプロセスを経て実現構造に至るまでの「内言語、つまり、言語能力」の獲得の臨界期を指しているものであり、感覚・運動システムの外在化に関係する部分には関係しないという点である。実際、レネバーグは、感覚・運動システムを用いての調音による外在化は、当該の臨界期仮説には従わないと明確に述べている（Lenneberg 1967: 158）[9]。

---

9) 聴覚音声システムの臨界期は2歳よりももっと早いことが知られている（Werker 1989、Kuhl 1993）。しかし、このことは Lenneberg（1967）の母語獲得の臨界期仮説の反論にはならないことに注意されたい。聴覚音声システムは感覚・運動システムに属するものであり、内言語である Lenneberg（1967）の実現構造や Chomsky（1986）のI言語自体の臨界期とは独立していても何ら不思議

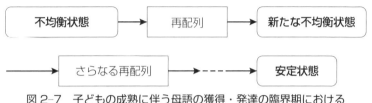

図2-7　子どもの成熟に伴う母語の獲得・発達の臨界期における様々な認知状態の通過

　レネバーグは、子どもは発達に伴い、「言語準備態勢」と呼ぶ潜在 (的言語) 構造の1つの状態に至り、内言語 (言語能力) 獲得の臨界期が始まるとし、そこから言語発達 (＝言語の個体発生) のプロセスを経て、安定状態と呼ぶ実現構造の1つの状態に到達すると考える。そして、この成熟過程は図2-7に示すように、かなり不安定な複数の認知状態を通過すると考えられ、1つの認知状態の不均衡がシステムの再配列を導き、それがまた別の不均衡な認知状態を生み出し、この連鎖が繰り返されながら、ついには成熟というシステムの比較的安定な認知状態に到達するとしている。

　言語準備態勢は母語獲得の臨界期の開始となる1つの認知的不均衡状態であり、この間に潜在 (的言語) 構造の生物学的鋳型が脳内に作り出されているものと考えられるが、この認知的不均衡が続く臨界期の間は、生物学的鋳型に基づき、子どもは努力することなく、無意識に、生物学的必然性として、母語を獲得・発達させることができるのである。レネバーグはさらにこの母語獲得・発達の臨界期が、人間の脳がその構造、機能、生化学の観点からも成熟の最終段階に到達する期間と一致している点を挙げ (ただし、脳波のパターンは少し遅れて、だいたい16歳くらいまでに安定状態に至るが)、脳の成熟の完了が調整プロセスの終了を表し、

ではなく、生後2歳よりも早い時期までに当該母語の言語音に関する聴覚的特性に基づき関係する音素が確定すると考えれば問題ないと思われる。臨界期に関する様々な仮説や論争についてより詳しく知りたい方は、Hoshi & Miyazato (2016) の中の参考文献を参照されたい。

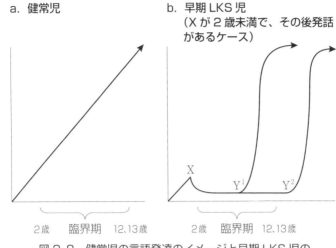

図2-8 健常児の言語発達のイメージと早期LKS児の発話回復のイメージ

それにより脳の諸機能が固定されるのではないかとしている。

　内言語の獲得・発達とその外在化に関するレネバーグの臨界期仮説が正しいとすると、健常児の言語発達と早期LKS児の言語発達・回復のパターンに関して興味深い予測が出てくる。健常児の言語発達と早期LKS児の発話回復のイメージは、図2-8のように描くことができる（この図はあくまでもイメージであり、健常児と早期LKS児の実際の言語発達を正確に表示したものではない）。

　健常児は生物学的に決定された言語発達の過程に基づき、臨界期内に順調に母語の言語能力を発達させる。一方、早期LKS児の場合には、言語発達の初期は通常の母語発達を見せるが、2歳未満、つまりレネバーグの臨界期開始年齢の2歳よりも前のXで示した時点で、突然、それまで獲得した母語の後退現象が起こり始める。それからは、仮に語彙の獲得が起こったとしても、非常に質の悪い母語入力データを基に母語獲得が起こる程度だと考えられ、臨界期内のある時点で、てんかん波を伴う脳波異常が徐々に抑えられ、それに伴って母語入力データの質も

向上し、母語獲得のプロセスを再び促進させることになる。仮に発話が
ある場合は、内言語の外在化のための感覚・運動システムの神経回路の
正常化が、Y^1 で示したように臨界期内に起こるか、あるいは、Y^2 で示
したように臨界期終了後に起こるかいずれかとなる。

　さらに条件が揃えば、早期 LKS 児は、いわば、「言語的ビッグ・バン
(linguistic big bang)」とでも呼ぶべき経験をすることも理論上可能になる
のである。実際に、Uldall et al.（2000）は、生後 18 ヶ月で罹患した早期
LKS 児が、プレドニゾン処方後、5 歳を過ぎてから通常であればまる 1
年かけて獲得する語彙をたった 3 ヶ月で獲得し、臨界期内の母語獲得の
ペースがスピード・アップした例を報告しているが、この事例は実際に
早期 LKS 児に言語的ビッグ・バンが起こり得ることを証明していると
考えられる。

　この症例は、臨界期内に目覚ましい言語回復を見せた早期 LKS の例
であるが、もしレネバーグが主張する通り、感覚・運動システムの調音
による内言語の外在化、つまり話し出すという現象が臨界期の制約に従
わないとすると、次のような早期 LKS 児の言語回復に関する重要な帰
結を生む。すなわち、もし臨界期内にある程度十分な母語データが入力
され、語彙獲得を含む内言語自体の獲得・発達が進んだとすれば、仮に
臨界期後であっても、その内言語を外在化させることができ、言語回復
が見込めることになるのである [10]。

　第 3 章では人間の言語理解と発話のメカニズム、LKS の言語障害の発

---

10)　Deonna et al.（2009）は、LKS 児に手話を習得させることが、音声言語の回
　復を遅らせたり阻害したりすることはなく、むしろ、音声言語と機能的に結び付
　いた共通の言語ネットワークを刺激し、バイリンガル状態に導かれながら、音声
　言語の回復を促進させると述べている。この音声言語と共通する言語ネットワー
　クとは、外在化のための感覚・運動システムを除いた内言語の部分を指しており、
　このことは、LKS 児がたとえ言語音聴覚失認の状態にあり全く発話がない状態
　にあったとしても、内言語の神経ネットワークと外在化のための感覚・運動システ
　ムの機能が脳内に潜在的に残っていることを明確に示しているのである。

症のメカニズムに関して概観し、第 4 章で、（早期）LKS の言語回復を
いかに促進することができるかについて、可能性が見込める医学的治療
法を提案する。

コラム④ 臨界期を証明する事例（ジニー、チェルシー）

Curtiss（1977）で報告されたジニー（Genie; 仮名）は、1970年11月4日に発見され救出されるまで、精神障害の父親によってアメリカのロサンゼルス郊外の自宅の一室に生後20ヶ月から13歳7ヶ月まで監禁され、誰からも母語で話しかけられることもなく、自分から声を出すことも許されないような極めて劣悪で異常な状態で育てられた。その後の専門家による懸命な言語訓練にもかかわらず、ジニーは単語をいくつか並べたようなぎこちない文は作れるようになったものの（例えば、「マイク　ペンキ塗る（Mike paint）」、「アップルソース買う店（Applesauce buy store）」など）、文法を完全に獲得することはできなかったという（ピンカー 1995 参照）。

一方、Curtiss（1988）で報告されたチェルシー（Chelsea; 仮名）は、アメリカのカリフォルニア州北部の村で聴覚障害を持って生まれたが、31歳になるまで精神遅滞や感情障害と誤診され、彼女が「ろう者」である事実に誰も気づかなかったという。発覚後に神経学者が補聴器を与えリハビリを施した結果、聴力は正常に近いレベルまで回復し、10歳児の知能水準にまで達し自立して社会生活を営むまでになったが、統語ルールだけは最後まで身につかなかったという（例えば、「その、小さい、1つの、その、帽子（The small a the hat）」、「リチャード、食べる、ペッパー、辛い（Richard eat peppers hot）」、「オレンジ色、ティム、車、なかに（Orange Tim car in）」）（ピンカー 1995 参照）。

文法を完全に獲得できなかった2人に共通していたのは、「語順の誤り」や「活用語尾の脱落」などが顕著な点である。「語順」にしても「活用変化」にしても、言語の統語演算システムが決定的に重要な働きをしていることが理論言語学の研究から明らかになっており、臨界期内に十分な母語のインプットが与えられなかった結果、統語演算システムが活性化できなかったことが原因だと考えられるのである。これらのアメリカ人女性2人の心痛む事例は、図らずもレネバーグの臨界期仮説を裏付ける事例となったのである。

4．レネバーグの共鳴理論と脳波律動

(1)　共鳴理論（Resonance Theory）

　それでは人間の子どもはいかにして、周囲の大人が用いている母語の実例を母語獲得・発達のために言語データとして取り込んでいくのだろうか。レネバーグはまず母語獲得・発達のための反応を引き起こす「引き金」として、子どもが周囲の大人と相互作用できるような社会的環境が必須であることを指摘したうえで、さらに重要なキーワードとして「共鳴（resonance, resonation）」という概念を比喩として用い、母語獲得・発達のプロセスと臨界期を関連させながら次のように説明している。

　　　「成熟のある一定の段階で成人の言語行動に接するという経験は、ある周波数の音がある特定の共鳴器を振動させるような効果を持ち、その音によって共鳴器が振動し始めるのと同様に、実現化を促す効果を持つのである。言語の発達が開始される場合には、共鳴のために必要なエネルギーは、ある意味ではその人自身によって与えられると言えよう。（中略）
　　　幼児がフランス語を聞けばフランス語を話すようになるように、自然言語はいずれも、共鳴を引き起こし得る限られた範囲の周波数の中から選ばれた、1つの周波数帯であるということにたとえられる。そして、幼児が成長し共鳴の起こり得る臨界期を超えれば、1つの言語が完全に習得され、新しい別な自然言語に接しても、もはやそれに対しては共鳴は生じなくなるのである。」
　　（Lenneberg 1967: 378 ［佐藤・神尾 1974］の翻訳の 414-145 ページより一部修正のうえ抜粋）

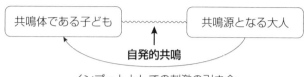

図 2-9　子どもの母語獲得のための自発的共鳴作用

　さらに Lenneberg（1967: 373-374）によると、ヒトを含む動物のある種の社会的現象（ヒトの言語もそうである）は、成長する個体が周囲の他の個体に行動を自発的に適応させることからもたらされるとし、あらゆるタイプの社会的行動の発達において、成長過程にある個体は共鳴作用によって社会的行動を開始する。個体は十分に成熟していたとしても、適切な刺激を与えられない限り社会的行動を開始することはないが、一旦、刺激に晒されると、ちょうど共鳴器がある範囲の周波数音に晒されて反応が引き起こされるのと同様に、その個体は社会的に「刺激された」状態になるのである。

　母語獲得・発達の背後に子どもの本能的な「自発的共鳴作用」が関与しているというこの見方は、極めて重要な意味を持っている。一般的に、子どもは周囲の大人が使っている言語を「模倣して」母語を学んでいると思われがちだが、もしレネバーグの共鳴理論が正しいとすると、子どもは大人の言語を意識的に「模倣して」学習しているのではなく、あくまで本能的に大人の言語に「自発的に共鳴して」それを吸収しているのである。この点は、臨界期内での母語獲得・発達と臨界期を過ぎてからの外国語学習・習得との質的違いを明確に表現していると言える。

　このような観点から、図 2-9 に示すように、子どもは生物学的に決定

11）　ここでの聴覚刺激と視覚刺激はそれぞれ発話（spoken language）と手話（sign language）に対応しており、振動触覚刺激は視覚聴覚二重障害の人が言語を獲得し、相手の発話を理解するための手段として機能している。この点に関しては、脚注 4）も参照のこと。

された「言語共鳴体（linguistic resonator）」であると見なすことができ、社会的環境下で自分の周囲の大人が話していることに本能的に自発的共鳴作用を起こしていると考えられる。

　図 2-9 で図解した通り、子どもの母語獲得・発達における自発的共鳴作用を、感覚・運動システム、潜在（的言語）構造、実現構造の間の関係から見ると、感覚・運動システムを経由したモダリティーである聴覚・視覚・振動触覚の刺激は、潜在（的言語）構造を兼ね備えた子どもの自発的共鳴を引き起こす引き金であると見なすことができる。その後、共鳴している子どもの潜在（的言語）構造は、次第に共鳴している周囲の大人たちの実現構造に自発的に「シンクロ（同調）」させながら、自分の実現構造へと導かれていくのである。

　ところで、この子どもの母語獲得・発達のための自発的共鳴という比喩的概念は、Lenneberg（1967: 1）の第 1 章の冒頭部分に次のように説明されている。「本書の主な目的は、……鳥のさえずりや蜜蜂のダンスの存在を説明するのにそうであるように、人間にとっての言語の存在には、理性、発見、知能といった概念が無縁であることを示すことなのである」[12]。仮にこの自発的言語共鳴作用が生物学的に人間に組み込まれた本能の 1 つであるとしたら、子どもは母語を意識的な努力なしに獲得できるという現実を証明する重要な概念なのではないだろうか [13]。

　この抜粋の中でレネバーグは、母語獲得・発達の臨界期と共鳴の関係について、共鳴が起こる臨界期の期間が過ぎてしまうと、1 つの言語がしっかりと確立してしまい、新たな違う言語に晒されても共鳴はもはや

---

12)　生物言語学的視点からの母語獲得に関してのより専門的な論考については、Crain et al.（2016）、杉崎（2015）、Yang et al.（2017）などを参照のこと。

13)　母語獲得をする子どもの自発的共鳴のための能力・機能が、成長の過程で、ある特定の脳波律動の出現と発達に関係するかを調査することは非常に重要である（脳波律動については次のセクションを参照のこと）。子どもの母語獲得における発話の周波数と脳波律動の関係については、Kovelman et al.（2012）などを参照されたい。

生じないと述べている。ここから、臨界期が一旦過ぎてしまったら母語の言語データに対する自発的共鳴への生物学的に組み込まれた本能は消えてしまうことがうかがえるが、ここで再度思い起こしていただきたいのは、素材としての母語の言語データは、子どもの頭の中で処理され、言語学的に意味のあるユニットに分解され、子どもが母語を獲得するために自発的共鳴をしている間に再統合・再構成されるという点である。生得的本能に基づくこのような子どもの自発的言語共鳴を介しての、いわば「脳内言語能力の再創造」は、生物学的に組み込まれた臨界期という限られた期間しか作動しないという点は、子どもの母語獲得・発達のメカニズムの本質を理解するうえで非常に重要な点なのである。

　まとめとして、子どもは母語獲得・発達の際、生得的本能に基づき、意識せずに自分の周囲の大人に自発的に言語共鳴をしながら母語獲得・発達を行っており、この点において、社会的環境は母語獲得・発達を引き起こすためのきっかけとして必須になる。この無意識の自発的言語共鳴作用は臨界期内だけに起こる生物学的現象であり、結果として、子どもが十全に母語を獲得するためには、子どもの母語獲得・発達のための言語共鳴作用を引き起こす大人が存在する社会的環境の中で、臨界期内に確実にインプットを自分の中に取り込んでいく必要がある。次の項では、この言語共鳴を起こして発話につなげるための具体的脳内メカニズムについて、レネバーグの脳波律動に関する仮説を紹介する。

(2)　脳波律動

　レネバーグは、Lenneberg（1967）の中で、既に50年以上も前、言語にとって重要な脳内の神経伝達を「脳内で時系列的に符号化された信号」と捉え、これがいかにして時系列的に符号化された信号の伝達手段になり得るのかに関して次のように説明している。「脳内全域にわたり集中したり、分散したり、平行して走っていたりする神経線維と、それ

らの軸索と樹状突起の間のシナプスを介した相互結合により、神経伝達
による情報が空間的座標（＝脳内でのニューロンの空間的活動パターン）
から時間的座標（＝脳内でのニューロンの時間的活動パターン）への変換
が常になされていると」と述べており、これは、脳内神経ネットワーク
の物理的活動が脳波として時系列に転換されるというイメージを意味し、
レネバーグはそれをラジオのFM放送にたとえて以下のような持論を展
開している。「神経核（＝ニューロンが集中した集まり）や各細胞及び線
維の自発的な律動的活動に関して、これまで長年にわたり研究されてき
たが、これらの脳波律動こそがFM伝導周波に対応する機能を果たして
いる」（Lenneberg 1967: 216）。つまり、レネバーグは、FM（frequency mod-
ulation: 周波数変調）放送が、情報（信号）を送るための波（＝波動／搬送
波）の周波数を変化させて情報（信号）を伝達しているように、言語に
とって重要な脳内の神経伝達に関しても、「言語情報」を送るための波
（＝脳波）の周波数を変化させることにより、「言語情報」を脳内で伝達
していると考えていたのである。

　上述の通り、脳波の律動性こそが人間の言語や発話を可能にする重要
な役割を果たしているわけであるが、さらに脳波律動に関して、レネ
バーグ（Lenneberg 1967: 119）は以下のようにも記述している。

　　普遍的に観察される脊椎動物の脳波の律動性（Bremer 1944、Holst 1937）
　や、一般的に中枢神経系に観察される律動性（Adrian1937、Wall 1937）は、
　脊椎動物に見られる極めて多様な律動的運動を可能にしていることはす
　でに知られている。もし我々の仮説が正しいとしたら、発話（そしてお
　そらくは統語構造構築ですら）の運動機構もこの一般化の例外ではない。
　この点で発話は他の多くのタイプの動物の行動と何ら変わりはないとい
　うことになる。しかし、ヒトにあっては、この脳波の律動性が、高度に
　特殊化された活動、つまり、発話を可能にしているのである。（Lenne-
　berg 1967: 119）

さらに驚くべきことに、レネバーグは「脳波の律動性が脊椎動物の脳にとって根源的な特性である」（Lenneberg 1967: 116）という認識の下、脳波（electroencephalography: EEG）測定に関し、発話に密接に関係する脳の側頭・頭頂葉に約7ヘルツの安定した脳波律動が確認されていることを、50年以上も前に指摘している（Lenneberg 1967: 117）[14]。特に、子どもが母語獲得・発達の過程で、発話のための準備が整い、発話を開始するためには、7ヘルツかそれよりも速い周波数の安定的な自発的脳波律動が必要であることを次のように表現している。

　　優勢脳波律動の周波数が年齢と共に増加することから定義される、電子生理学的成熟度がある一定のレベルに到達するまでは、子どもには発話行動の発達は見られない。この優勢脳波律動の周波数が、（2歳前後で）7 cps（ヘルツ）かそれよりも速い周波数になって初めて、子どもは発話行動を発達させる準備が完了するのである（Lenneberg 1967: 117）。

　また、レネバーグは、上述の優勢脳波律動と関連し、発話にとって重要となる別の生理学的律動が存在すると述べており、それは発話のための組織化原理として作用し、おそらく、調音のための時間調節機構として機能する律動であるとしている。具体的には、1/6秒という時間の長さが発声のための基礎となる律動のタイミングであると述べているが、偶然にもこの1/6秒という長さはほぼ単語の1音節の長さに相当し、この律動のタイミングが、発話に伴う様々な出来事の時間的順序付けを物理的に可能にしてくれる時間調節のメカニズムなのである。この現象について、レネバーグは、「この律動は、いわば、格子（grid）であり、そ

---

14)　子どもが発話する際に、脳の側頭・頭頂葉において、この特別な脳波律動が起こる必要があることは、理に適ったことである。というのも、Hickok & Poeppel（2007）の二重経路発話処理モデル（Hickok 2009, 2012、Hickok et al. 2011 も参照）によると、発話にはこれらの脳の領域が関与する背側路が非常に重要な役割を果たすという。LKSと発話の二重経路発話処理モデルとの関係についての説明は、Deonna & Roulet-Perez（2016）や Hoshi & Miyazato（2016）を参照のこと。

の隙間に発話に伴う出来事が挿入されると言える」(Lenneberg 1967: 119)
との比喩的表現を使って説明している。

　実のところ、この発話のための基礎的律動仮説の背後にある原理は、
発話に必要な筋肉の運動を神経レベルで実現するためには、約1秒につ
き6サイクル、つまり、6+/−1ヘルツの速さで周期的に「状態」が変
化する基礎的な生理的律動が必要であるという考えがあり、1/6秒とい
う数値が、発話のための調音をプログラムするための根本的な時間の単
位なのである。さらに興味深いことに、レネバーグは、発話に必要なこ
の基礎的律動の周波数である6+/−1ヘルツを、脳波における神経学的
に対応するものとして、先述した脳の側頭・頭頂葉のおよそ7ヘルツと
いう安定した自発的優勢脳波律動に関連付けている[15]。子どもの発話
に必要とされる、前頭葉、特に運動前野の領域やブローカ領域における
特定の周波数については、Lenneberg（1967）は正確に示していないもの
の、7ヘルツと同等かそれ以上の周波数が必要なのではないかと推測さ
れる[16]。これはGiraud et al.（2007）によっても証明されており、彼らは、
発話処理を脳波と関連させようとする試みの中で、発話産出（つまり実
際に話す行為）にはMacNeilage & Davis（2001）のFrame/Content（F/C）理
論を、発話理解（つまり発話を理解する行為）にはPoeppel（2003）の
Asymmetric Sampling in Time（AST）理論を採用し、EEGとfMRIによる

---

15)　最も一般的な脳波律動は周波数によって区別されており、例えば、デルタ
　　（δ）波（0.5〜4 Hz）、シータ（θ）波（4〜10 Hz）、アルファ（α）波（8〜12
　　Hz）、ベータ（β）波（10〜30 Hz）、ガンマ（γ）波（30〜100 Hz）であり、こ
　　れらの脳波は様々な大脳皮質の部位と大脳皮質下の部位における、同期化した神
　　経活動の反映であることは周知の事実である（Buzsáki 2006、Buzsáki & Watson
　　2012、Murphy 2015, 2016、Fernández 2015などを参照のこと）。なお、デルタ
　　波／シータ波は徐波、ベータ波／ガンマ波は速波に分類されている（Bear et al.
　　2007を参照のこと）。

16)　生後3年間、安静時に前頭葉に高周波数のガンマ波による神経活動の同期性
　　が出現することが、子どもの早期の言語的、認知的発達のために重要であるとの
　　最新の研究結果が、Benasich et al.（2008）やGou et al.（2011）によって報告さ
　　れている。

計測を同時に行い記録した結果に基づき、次のように報告している。

　　　ガンマ周波数帯域（音素処理のための速さ）内での自発的脳波の変動と
　　左側頭葉の聴覚野のシナプス活動とが連動している一方、シータ周波数
　　帯域（音節処理のための速さ）内での自発的脳波の変動と右側頭葉の聴覚
　　野のシナプス活動とが連動している。ガンマ周波数帯域とシータ周波数
　　帯域内、もしくは両方での自発的脳波の変動は、口を動かすための運動
　　前野領域におけるシナプス活動と連動しており、このことは、発話理解
　　と発話産出のための時間特性に関してカップリング現象が起きているこ
　　とを明示している。(Giraud et al. 2007: 1127)[17]

　さらには、Giraud et al.（2007）によると、運動（前）野皮質における
EEG と fMRI の変動には相関関係があり、口の動きをコントロールする
運動野には 3〜6 ヘルツの脳波周波数帯域が必要で、舌の動きをコント
ロールする運動野には 28〜40 ヘルツの脳波周波数帯域が必要だという
ことを発見している。この結果に照らし合わせると、Lenneberg（1967）
による脳波律動と子どもの発話についての先述の見解が理に適っている
ことが分かる。つまり、発話産出には、調音のための口と舌の精緻な運
動が要求され、成人においては、口の動きをコントロールするために 3
〜6 ヘルツの脳波周波数帯域が、舌の動きをコントロールするためには
28〜40 ヘルツの脳波周波数帯域がそれぞれ必要だとすれば、子どもが
口と舌の双方を用いた精緻な調音運動を伴う「発話」を開始するために
は、およそ 7 ヘルツかそれ以上の脳波の周波数が必要だとする Lenne-

---

17)　異なった周波数の脳波が相互に関連性をもって活動する現象を「カップリン
　　グ」と呼ぶ。例えば、4 ヘルツ（1 秒間に 4 回波が繰り返す）の脳波と 100 ヘル
　　ツの脳波の振幅（波の揺れの大きさ）の変化が一致している時、2 つの波はカッ
　　プリングしているという（https://www.amed.go.jp/news/release_20160513.html）。
　　なお、安静時に比べて、てんかん発作時の脳波に特定のカップリング現象が著明
　　に現れることが分かっているが、このことに関しては、Edakawa et al.（2016）
　　を参照されたい。

berg（1967）の仮説は、極めて自然であり説得力を持っていると言える。

　要するに、Lenneberg（1967）は、脳波のパターンに反映された特定の脳波律動の、適切かつ安定的な発達が、子どもの言語発達における発話の出現には必須であることを 50 年以上も前に主張しており、EEG による脳波計測に基づくヒトの言語と認知に関する研究が未だ十分に発達していなかった当時から、人間の言語の生物学的特性を探るにあたり、脳波のパターンを綿密に調べることの重要性を説いていたという驚くべき事実が明らかとなった。この点において、Lenneberg（1967）は半世紀も時代を先取りし、発話理解と発話産出に関して、現代にも通じる先駆的な科学的方向性を具体的数値と共に打ち出していたことはまさに称賛に値する [18]。

---

18)　母語獲得のための同時共鳴現象の仮説と、子どもの特定の脳波の律動性の出現・発達に関連性があるかどうか、また、どのように関わっているかは、今後さらなる調査の価値があると思われる。

5．モジュール性

(1) 心のモジュール性

　脳の認知活動の1つの側面をここでは「心（mind）」と呼ぶが、心は機能的に独立しつつもお互いに相互作用するような認知システム（＝モジュール（module））から構成されていると見なす考え方を「心のモジュール性（modularity of mind）」と呼ぶ。本書でも脳の認知活動の結果生じる心が、このようなモジュール性を有すると想定する[19][20]。1つ注意しなければならないのは、ここで述べるモジュール性は心の「機能的

---

19)　哲学者のジェリー・フォーダー（Jerry Fodor）は Fodor（1983）の中で「心のモジュール性（modularity of mind）」という概念を提示しているが、ノーム・チョムスキーの心のモジュール性との間に、考え方の相違がある。フォーダーのモジュール性は、知覚と言語を含む入力システムのみに関係しており、認知システムに関してはモジュール性を仮定していない（言語システムが入力システムの中に位置付けられている点に注意）。一方、チョムスキーのモジュール性は、主に認知システムに関するものであり、しかも、言語システムは中央処理システムであり、入力システムでも出力システムでもないとしている。詳しくはChomsky（1980/2005, 1984）などを参照のこと。なお、エリック・レネバーグも、Lenneberg（1967）において、言語システムと認知システムは前者が後者に依存する関係にありながらも、2つのシステムはお互いに独立した関係にあると主張しており、既に心のモジュール性の考え方がうかがえる。

20)　本書ではチョムスキーの心のモジュール性の考え方を採用しているが、我々はモジュール自体が必ずしも生得的、遺伝的に完全に決定されているとは考えていない。レネバーグも強調している通り、心のモジュール性も生物学的システムである限り、そこには必ず時間軸に沿って展開される発生・発達（development）が関係してくるのであり、Karmiloff-Smith（2009, 2010）が主張するように、心のモジュールは発生・発達に伴う遺伝子、脳構造、認知、行動、環境の間の相互作用の結果として構築されるものなのである。

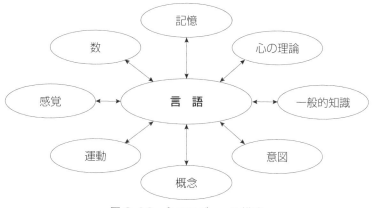

図2-10　心のモジュール構造

モジュール性」であって、個々の機能を果たすモジュールが脳内でどの部位にどのような形で物理的に実現されているのかは、また別の問題である（Pinker 1997 参照）[21]。

　まず図2-10を見ていただきたい。この図が心のモジュール構造の一部を表しているとすると、楕円形のボックスで表した1つ1つがそれぞれ心を構成するモジュールである。言語システムは、1つの独立したモジュールとして機能しており、その他のモジュールである視覚、聴覚な

---

21) 心のモジュール性に関しては、進化心理学の分野で「人間の心は数多くのモジュールから構成されている」という仮説があり、massive modularity hypothesis（MMH）と呼ばれている（Samuels 1998 など参照）が、「人間の心の全てがモジュールから構成されており、領域一般的な認知メカニズムは存在しないとする立場」と「人間の心の大部分がモジュールから構成されており、領域一般的な認知メカニズムも存在するとする立場」の2つの立場が考えられる。筆者らはLenneberg（1967）の基本的な考え方を支持しているが、レネバーグは、例えば、categorization（カテゴリー化）のような認知メカニズムは複数の領域で機能しているという立場をとっている。しかし、Hoshi（2018）で主張した通り、言語の中のモジュール性に関しては、ヒトの生物進化の過程で、ヒト以外の脊椎動物も有するカテゴリー化の認知メカニズムから派生した、領域固有の統語メカニズムが機能しているという立場をとっている（詳しくは第5章を参照のこと）。本書ではこれ以上詳しい心のモジュール性の問題には触れないこととする。

どを含む感覚システム、調音などを含む運動システム、自然数などの数システム、ワーキング・メモリーなどを含む記憶システム、心の理論を含む語用論に関するシステム、一般的な知識に関するシステム、思考に関する概念システムや意図システム[22]などと相互作用しながら、全体として脳における精神活動を担っていると考えられている（図2-10にはあくまでも心のモジュールの一部のみが描かれており、実際は、描いた各モジュール自体もさらに複数の下位モジュールに分かれている。例えば、感覚モジュールは、視覚モジュールや聴覚モジュールなどのもっと小さなモジュールからなっている。また、図2-10では言語とその他の関連するモジュール間の相互作用のみが矢印で表現されている）。

　ここで、チョムスキーの心のモジュール性に関する考え方を正しく理解するうえで注意すべき点がある。言語を担うモジュールは、脳内に存在する言語に特化した独立した心のシステムではあるが、1つのシステムとして利用する要素は、他のモジュールで使われているものを利用したり、他のモジュールのために利用されたりする可能性もあるという点である（Chomsky 2004b 参照）。例えば、言語のシステムによって言語表現を作り上げるには、材料として語彙項目の集まりが必要であるが、1つ1つの単純な語彙項目が結合することで、より複雑な複合概念が形成され、それが概念・意図システムに送られ解釈されると考えられる。この例が示すように、心の中にある内言語のモジュールは、その他の様々なモジュール群と有機的に相互作用をしながら、「言語機能（faculty of language: FL）」としての働きを実現しているのである[23]。

---

22)　概念システムと意図システムは思考のシステムを構成しているが、それらがI言語（実現構造）とは独立したモジュールであることに関しては、Pinker（1994）や Jackendoff（1996）などを参照されたい。

23)　Boeckx（2010）は、人間の心のモジュール群の中で、言語のモジュールは特別な地位を有していると述べている。もし言語のモジュールの働きがなければ、言語以外の様々なモジュールはほぼ相互作用のないモジュール群として存在しているだけであるが、言語モジュールは様々なモジュールから情報を受け取り、そ

ところで、心が複数の機能的に独立したモジュールから構成されているとすると、もし疾患によって心に機能的な障害が生じた場合、心の機能が全て影響を受けるのではなく、ある特定のモジュールのみが機能的障害を被る可能性が出てくるはずである。例えば、言語に関して言えば、言語モジュールは機能不全に陥るが、他の認知機能は影響をほとんど受けない場合、あるいは逆に、言語モジュールは正常だが、他の認知機能に障害が見られる場合である。前者の例としては、通常の失語症がまさにこのケースで、言語機能はうまく働かないが、他の認知機能は正常に働いているのである。後者の例としては、Yamada（1990）のローラ（Laura）の事例や Smith and Tsimpli（1991、1995）のクリストファー（Christopher）の事例があり、言語機能は正常でありながら、語用論を含む他の認知機能に障害があるケースである（Curtiss 1981、2013 など、及び p. 82 のコラム⑤を参照）。

　ここで、心のモジュール性に関連して、LKS 児と自閉症児の相違点に関して一言触れておきたい。先述の通り、LKS 児と自閉症児とでは心の理論の発達に関して明らかな違いが見られるが（第6章も参照）、一般的に LKS 児は（早期 LKS 児も含めて）言語障害を伴う一方、語用論的能力の一部としての心の理論を十分に発達させながら、親や養育者に対する愛着心を十分育むことができる。一方、例えば、アスペルガー症候群に見られる高機能自閉症児の場合には、言語障害は伴わないが、心の理論の発達に困難を伴うことが特徴的である（LKS に関しては、Pearl et al. 2001、Great Ormond Street Hospital 2010 などを参照。自閉症に関しては、Baron-Cohen 1995、1998、Baron-Cohen et al. 2013、松井 2010 などを参照）。したがって、LKS と高機能自閉症の対照的現象は、言語のモジュールと心の理論のモジュールが機能的に独立していることを示唆していると言える。

れまでに存在しない新たな心的表示を形成できると指摘している。

これは、LKS 罹患に伴って言語障害と共に観察される併存疾患との関連で心のモジュール性を考えるうえで極めて重要な意味を持つ。すなわち、LKS に罹患した子どもの心に関連する全てのモジュールは、互いに相互作用を持ちながらもそれぞれが独立したシステムとして発達しているが、当該諸モジュールの機能に関与する脳領域に LKS に伴うてんかん波の放電が広がり、関連脳領域が同時に影響を被っている可能性があり、これによりこの併存疾患を説明することができる。また、Deonna（2000）は、LKS の言語喪失は必ずしも全域的な精神機能の悪化を示しているわけではないと述べており、事実、LKS の子どもの中には、発話の欠如のために一見極度の精神遅滞児に見えるものの、言語障害以外の他の認知機能は比較的正常のままである子どもがいるとしており、これも心のモジュール性によって説明が可能となると考えられる。

(2)　言語のモジュール性

　脳内に、いわば 1 つの心的器官（mental organ）として存在すると考えられる内言語は、前項の心のモジュール構造と同様に、心に存在するその他のシステムと相互作用する独立したシステム、すなわち、モジュールをなしていると見なすことができるが、その内言語自体もいくつかの下位モジュールからなると考えられている（Chomsky 1980/2005, 1981, 1984, 1986, 1995 などを参照のこと。また言語機能に関する見解に関しては、Hauser et al. 2002、Chomsky 2016、Berwick & Chomsky 2016 などを参照されたい）。具体的には、本書が仮定する内言語（＝言語機能）のモジュール構造の基本的理論は、現下の生成文法理論で採用されているもので、図 2-11 に示す通りである。

　言語機能のより詳しい議論は第 5 章に譲るが、ここでは各構成要素を簡単に説明しておきたい。「統語演算システム」は、語彙項目としての原子的概念要素を複数組み合わせて、より複雑な複合概念に相当する統

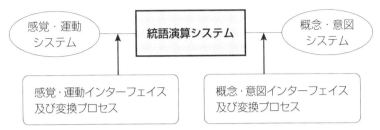

図2-11　現下の生成文法の言語機能の標準的なモデル
（Chomsky 1995以降の文献を参照）[24]。

語的対象物を生成する（＝定義する）部分である。統語的対象物は、一方では、構造上の変換を受けながら、概念・意図インターフェイスで解釈され、「概念・意図システム」と関係を持ち、思考や行動計画などに用いられるが、他方では、別の構造上の変換を受けながら、感覚・運動インターフェイスで解釈され、「感覚・運動システム」とも関係を持ち、線形順序を与えられ、音声やサインなどの手段を通して、音声言語や手話として、言語理解や言語産出に用いられることになる。

　この点に関連して、第1章で述べたLandau & Kleffner（1957: 529）によるランドー・クレフナー症候群に対する"機能的破壊観"を思い起こしていただきたい。そこでは、LKSが「主に言語コミュニケーションに関係する脳組織において、持続的にてんかん性の放電状態が続くことにより、正常な言語活動のための脳領域を機能的に破壊する脳疾患」と

---

24) Hauser et al.（2002）においては、言語機能（faculty of language: FL）を、狭義言語機能（faculty of language in the narrow sense: FLN）と広義言語機能（faculty of language in the broad sense: FLB）の2つに分類することを提案している。前者は、図2-11の中の「統語演算システム」、「感覚・運動インターフェイス及び変換プロセス」、「概念・意図インターフェイス及び変換プロセス」のみからなる部分を指しており、言語機能の中でもヒトに特有の部分であると考えられている。一方、後者は、その狭義言語機能に、「感覚・運動システム」と「概念・意図システム」を加えた全体を指しており、「感覚・運動システム」と「概念・意図システム」自体は、性質は異なるにせよ、ヒト以外の動物にも共有されている部分であると考えられている（Fitch et al. 2005も参照のこと）。

して捉えられている。もしこの捉え方が基本的に正しいものとすると、次に問題となるのが"当該脳領域"はどこを指しているのかという問題である。LKS に関するこれまでの先行研究においては、LKS の言語聴覚失認と発話喪失に見られる言語障害を引き起こす脳領域として、側頭・頭頂言語領域とシルヴィウス溝近傍言語領域が挙げられることが多いが、これでは漠然としすぎている。当症候群の背後にある言語のメカニズム解明のためには、感覚・運動システム、及び統語演算システムと感覚・運動システム間のインターフェイスシステム（音韻・形態システムを含む）の脳内関連領域と脳内神経ネットワークを明らかにすることが必要となり、次章で詳しく分析していく。

コラム⑤　心のモジュール性を証明する事例
（ローラ、ウィリアムズ症候群、特異性言語発達障害、サヴァン症候群）

　本書では、人間の心が機能的に独立した複数のシステム（＝モジュール）から構成されているという「心のモジュール性」（第 2 章 5 の(1)参照）に関する仮説に対し、LKS が具体的な証拠となると主張しているが、心のモジュール性を支持する根拠としては、今までにも「ローラ（Laura）」の事例（Yamada 1990）、「ウィリアムズ症候群（Williams syndrome）」（Bellugi et al. 1990）、「特異性言語発達障害（specific language impairment: SLI）」（Gopnik 1990a, b、Gopnik & Crago 1991）、「サヴァン症候群（savant syndrome）」（Smith & Tsimpli 1991, 1995）などが報告されている。

　Yamada（1990）で報告されたローラは知的障害を持つ 16 歳の女性で、描画や知能テスト（IQ40）や言語理解の面では 2 歳児レベルと診断された一方で、発話に見られる文法のレベルは 2 歳児レベルをはるかに超え、文法的に誤りのある文を提示された時には自動的に訂正する能力も備えていた。

　また、Bellugi et al.（1990）でも取り上げているウィリアムズ症候群は、7 番染色体上の遺伝子欠失が原因で引き起こされる遺伝子疾患であり、知

能低下などの精神遅滞が見られ、発話の内容も矛盾や整合性を欠くものが多い。一方で、発話自体は文法的な誤りがほとんどなく流暢に話し、語彙や表現も豊富であるという特徴を持っている。

　特異性言語発達障害は、特に Gopnik & Crago（1991）のイギリスの KE 家族（KE とはこの研究対象になったイギリスのある家系に付けられた医学名である）の家族性特異性言語発達障害に関する研究が有名で、知的能力には問題が生じないが、文法にだけ障害が生じる疾病で、世代を超えて遺伝することが分かっている（3 世代 30 名中 16 名）。特異性言語発達障害の決定的な定義はまだ確立していないが、一般的な判断基準としては、非言語的能力（言語に依存しない知能）に比べて言語能力が著しく劣っており、言語発達の遅れの明確な原因が他にないことである。したがって、聴覚障害、口腔の機能・構造異常、知的障害、自閉症、てんかんや脳性まひなどの中枢神経系の異常などが原因と考えられる場合には、特異性言語発達障害とはみなされない（大井 2011 を参照）[25]。

　最後に、サヴァン症候群であるが、サヴァンは、一般的に知的障害や発達障害などのある者のうちで、ある特定の分野に限って人並み外れた能力を発揮する者を指す。有名なのは Smith & Tsimpli（1991, 1995）が報告したクリストファー（Christopher）という 30 歳代の男性で、重い知的障害を持ちながらも、努力することなく 20 ヶ国語を読み、書き、話すという優れた言語能力を発揮したことで知られている。

　これらの諸事例は、言語能力（文法能力）が他の認知能力から独立したモジュールを形成していることを臨床的に支持するものであり、心のモジュール性の仮説が妥当であることを実証していると考えられる。

25）　特異性言語発達障害（SLI）と LKS の相違点に関する論考としては、Billard et al.（2009）などを参照のこと。

第 3 章
言語理解と発話のメカニズム

1. 言語の理解と発話の脳内メカニズム
──Hickok & Poeppel（2007）の発話処理モデルから

　Hickok & Poeppel（2007）は、基本的な言語音の知覚プロセス、音声言語の発達と発話の諸側面、言語に関わるワーキング・メモリー、感覚・運動統合回路、及び失語症における保持と喪失のパターンなどに基づき、「二重経路発話処理モデル」（Dual-stream Model of Speech Processing）と呼ばれるモデルを提唱した。以下で、このモデルについて詳述するが、その前にまず二重経路発話処理モデルを理解するために、関係する各システムとそれらの相互の関連が、脳内のどの部位に存在しているのかを視覚的に分かりやすく示すために、図 3-1 に大脳の左半球における概略図を示した。

　図 3-1 に対応する Hickok & Poeppel（2007）の「二重経路発話処理モデル」は、図 3-2 に示す通りである。

　図 3-2 にある 1 から 7 までの数字は Hickok & Poeppel（2007）には記されていないが、説明の便宜上施してある。なお、数字は言語の脳内処理の時系列上の順番を表しているわけではない点に注意していただきたい。また、図 3-2 には、発話に特有の領域と、理解と発話に共通する領域が、それぞれ、実線と点線の囲みで表現されているが、これらも Hickok & Poeppel（2007）の元々の図にはなく、我々の理解に基づき施したものである。なお、以下の議論では、概念ネットワーク、及び、それと語彙インターフェイスと調音ネットワークとの相互関係に関しては取り上げない。

　ここでは当該モデルの下で、発話の理解のプロセスがどのように進むと考えられているのか、p. 89 の図 3-2 を参照しながら概観する。第一に、発話を理解するためには、発話の音響信号としての音響上の性質に

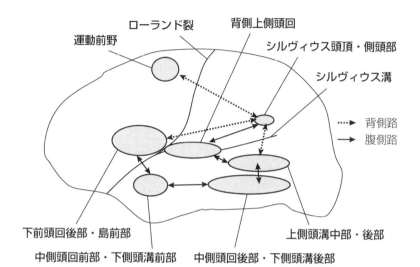

左半球のみの「背側路」(破線の矢印)と「腹側路」(実線の矢印)を表示しており、矢印で関連領域間の相互作用を表現している。

図3-1 二重経路発話処理モデルに関係する大脳領域
出典：Hickok & Poeppel (2007) の図1bを修正・簡略化。

関して周波数時間特性解析を施す必要があるが、これは両側の上側頭回の中にある上側頭平面の聴覚野において実行される（ヒトの聴覚野における周波数時間特性解析処理に関する詳細は、Zatorre & Belin 2001などを参照のこと）。その周波数時間特性解析の結果は、両側の上側頭溝中部から後部にかけて存在する音韻ネットワークに伝えられ、音韻レベルの処理が施され、音韻表示を形成する。

　次に、そこからの情報は大きく2つの流れに分岐していく。1つは左半球が優位の背側路であるが、側頭平面の中にあるシルヴィウス頭頂・側頭部（Sylvian parietal-temporal area: Spt）の感覚・運動インターフェイスで、音韻表示が発音のための調音運動表示へと変換され、同時に、感覚・運動インターフェイスから音韻ネットワークへのフィードバックも行われる。さらに、その調音運動表示に関する情報は、ブローカ野を含

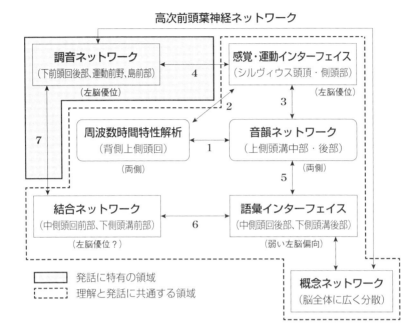

実際には、感覚・運動インターフェイスは他の感覚モダリティーからのインプットも受けている。

図3-2　二重経路発話処理モデル
出典：Hickok & Poeppel（2007）の図1aを修正・簡略化。

む下前頭回後部[1]、運動前野、島前部にまたがって存在する調音ネットワークへと伝えられ、発音のための具体的な筋肉運動がプログラムされ、運動野を経て調音のための口や舌などの運動が実行されることになる。

---

1) ブローカ野に関する詳しい議論はGrodzinsky & Amunts（2006）などを参照されたい。また、遊佐（2012）、Yusa（2016）では、ブローカ野のうち、ブロードマン44野（BA44）が言語と行動に共通の神経基盤であるのに対し、ブロードマン45野（BA45）が言語の統語構造の処理に特化された神経基盤であると主張しているが、Friederici（2011, 2017a, b）では、BA44が統語構造の処理を担う神経基盤であると主張されている。一方、Boeckx et al.（2014）では、ブローカ野自体は言語の統語構造の処理に関わる神経基盤ではなく、統語構造を外在化のために線形化するための処理を担う神経基盤であると主張している。この点に関する最終的な決着にはさらなる神経科学的研究の進展が望まれる。本書では、この

それと同時に、調音ネットワークから感覚・運動インターフェイスへの
フィードバックも起こる。図3-2中の矢印番号2で示してある通り、周
波数時間特性解析システムと感覚・運動インターフェイスは、音韻ネッ
トワークを介さず、直接的に情報のやり取りを行うこともあると想定さ
れている。

　一方、大方両側ながら、やや左半球が優位な腹側路では、中側頭回後
部と下側頭溝後部に存在する語彙インターフェイスにおいて、音韻表示
が語彙概念表示に関係付けられることになるが、これについても語彙イ
ンターフェイスから音韻ネットワークへのフィードバックを同時に伴う。
そして、音韻表示と結び付けられた一連の語彙概念表示は、左半球優位
と想定される中側頭回前部と下側頭溝前部にある結合ネットワークへと
移され、音韻表示を伴う句や文レベルの概念・意味表示を形成すること
になる（Poeppel 2014 も参照のこと）。ここにも当然、結合ネットワーク
から語彙インターフェイスへのフィードバック、及び結合ネットワーク
と調音ネットワークとの間の相互作用も存在している。

　Hickok & Poeppel（2007）の二重経路発話処理モデルにおいては、「発
話理解（speech comprehension）」全体の処理の中で、1つ1つの音素（=
母音や子音）やそれよりも大きなユニットである音節（syllable）（例えば、
英語の単語の table ［teibl］の中の ［tei］と ［bl］それぞれのまとまり）など、
語彙よりも小さなレベルの処理に相当する「音声知覚（speech percep-
tion）」は、大方、背側路によって実行される。一方、単語や統語構造
（例えば、英語の単語の table や名詞句の a new table）などの語彙や、語彙よ
りも大きなユニットの処理に相当する「音声認識（speech recognition）」
は、主に腹側路に依存している。

　ここで、周波数時間特性解析の重要性について触れておきたい。そも
そも音響信号としての言語音は、多様な特定の周波数成分を含んだ音の

　　問題にこれ以上触れないが、LKS の問題にとってもこの点は理論的かつ経験的
　　に重要な点であることを明記しておく。

時間軸に沿った変化パターンから構成されている。したがって、発話理解の過程で、言語音の周波数や時間に関する特性が正確に解析できないと、その解析結果を内言語の言語知識に適切に関係付けることができなくなってしまうのである。さらに、発話の過程においては、発話に関係した内言語の言語知識と対応する特定の周波数時間特性解析情報を基に、感覚・運動システムにおいて発話をプログラムする必要があるため、もしも何らかの理由で周波数時間特性解析システムが機能不全に陥ってしまうと、理解のみならず発話が困難になるのである。

　実際、Lenneberg（1967: 218）は、失語症の一般的な特徴の説明の中で、もしも時間調節メカニズムの異常によって発話のための時間調節が狂ってしまうと、「順序に誤りが生じたり」、「速度やリズムが変化してしまったり」、「発話に必要な様々な器官を適切な時間で相互作用させることが不可能になったり」というような言語障害が起こってしまうと述べている。

　上記の仮説を基に、以下では、LKS の言語障害の発症と回復のメカニズムを分析していく。まず、「言語音の聴覚理解（verbal auditory comprehension）」という用語を用いるが、これは Hickok & Poeppel（2007）の「音声知覚」と「音声認識」を両方含んでいることに注意されたい。LKS は、「言語音聴覚失認（verbal auditory agnosia）」を伴う（Rapin et al. 1977 参照）のが典型的だが、急性期には完全な緘黙状態に陥り、言語理解も言語表出もできない全失語（global aphasia）の状態になり得る。よって、この時期には、音素や音節などの語彙以下のレベルだけでなく、語彙、及び句レベルなどのさらに大きい単位の言語処理についても、LKS によって著しく阻害されていると考えることができる。

　元々の Hickok & Poeppel（2007）の二重経路発話処理モデルにおいては、具体的な発話産出プロセスが明示されていないが、本書では以下のように仮定する。まず、少なくとも発話産出の開始時点では周波数時間特性解析部門の関与はないと考えられるが、それ以降の時点では話者が

自らの発話をモニターすることができるように、周波数時間特性解析部門と音韻ネットワークが用いられるものと思われる。発話理解の場合、図3-2の矢印番号4と7で示すような調音ネットワークと、感覚・運動インターフェイスの相互作用や、調音ネットワークと結合ネットワークの相互作用は必ずしも必要とされない可能性がある（Lenneberg 1962のケースを参照）[2] 一方、発話産出の場合には当該相互作用は必須である。

　したがって、これらの仮定の下では、聴覚を通して発話文を理解するために、周波数時間特性解析、音韻ネットワーク、（感覚・運動インターフェイス）、語彙インターフェイスだけでなく、当然、統語構造を作り上げる結合ネットワークも関係し、さらに、図3-2の矢印番号1、2、3、5、6で示したそれらの部門同士の相互作用も関与すると考えられる。というのは、例えば「犬が猫を追いかけている」という発話文を理解するためには、その文の音声・音韻、語彙の情報だけでは不十分で、文の主語が「犬」で目的語が「猫」であり、その逆ではないという語順を決める統語情報も必要になるのである。一方、発話するためには、それらの諸部門との相互作用に加えて、図3-2の矢印番号4と7に示すように、感覚・運動インターフェイスと結合ネットワークとの相互作用を通して、調音ネットワークが関与しているものと考えられる。

---

[2]　しかし仮に Liberman & Mattingly（1985）や Fowler, Shankweiler & Studdert-Kennedy（2016）などが主張するように、発話理解のプロセスにおいて、聴者が知覚しているものが音響から類推された調音運動であるとすると、発話産出だけでなく発話理解のプロセスにも、調音ネットワークと感覚・運動インターフェイスの相互作用や、調音ネットワークと結合ネットワークの相互作用に関わる脳領域にも、ニューロン活動が観察されてもおかしくないはずである。後述するように、LKS において、発話理解だけでなく、発話産出も困難になるケースが多く見られる。これは言語音の音響解析の困難により発話理解が困難となるために、発話産出に必要な調音運動に関する情報が類推困難になることが原因になっている可能性が高いと思われる。

2. LKSに見られる言語障害の発症メカニズム
    ——Hickok & Poeppel（2007）のモデルに基づく提案

　以下では、LKSにおける言語障害の発症メカニズムについて詳説するが、その前に今までの議論を図解すると、図3-3の通りとなる。つまり、LKSは言語機能に関するインプットとアウトプットの2つの主要な問題を伴う言語障害の一形態であり、究極的には、てんかんに伴うCSWSの脳波異常に起因する感覚・運動システムの機能不全が引き起こす病態と捉えることができる。

　以下では、LKSの聴覚障害と発話障害が脳のどの部位にどのような影響が及ぼされて発症すると考えられるかを、Hickok & Poeppel（2007）の理論を基に分析する。

(1) LKSにおける言語音聴覚失認障害と発話障害のメカニズム
　　——内言語が影響されない言語学的背景

　第1章(3)のLKSの言語学的特徴でも述べた通り、言語処理に関して

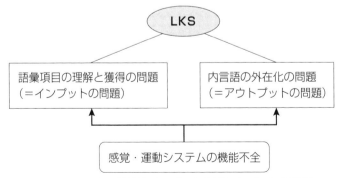

図3-3　LKSにおけるインプットとアウトプットの問題

は、音韻処理のレベルよりも音声処理のレベルに問題があるとの見解を示したが、もしこのことがLKS一般に成り立ち、かつ、発話のための構音プロセスも同時に影響を被るとすると、やはり、LKSが影響を与える言語下位システムは、音韻システムではなく、それよりももっと末梢である知覚・調音音声システムとするのが妥当である。Vance et al.（1999: 546）が指摘する通り、あるレベルに機能障害があると、当然、その影響は他のレベルにも波及し得るが、例えば、言語音の音響的特徴の周波数時間特性解析システムが阻害されると、正しい音声分析結果を対応する適切な音韻上の単位（例えば、音素や音節など）に結び付けることができなくなってしまい、発話の正しい音声知覚や理解に支障を来すようになってしまう。もしこの結論が正しいとすると、「LKSでは音韻システムを含む内言語自体は、実質的に何ら損傷を受けていない」という我々の本書での提案と整合性を持っていると思われる（第1章参照）。

　さらに、この結論が正しいことを裏付ける根拠があり、Plaza et al.（2001）は、音声言語の短期記憶に障害があり、音韻処理能力が正常でありながら、音声言語の聴覚に障害があるという解離を示すLKS児に関して報告している。この患者は結果的に言語の目覚ましい回復を遂げ、読みや綴りの能力を獲得したというが、Plazaたちはこの事実から、この患者が主に視覚的なインプットを基に音韻能力を発達させ、それを読みや綴りのために用いるようになったと分析しており、一見、音声言語の短期記憶の障害に見える現象は、音韻処理のレベルではなく、それよりも末梢の言語音の聴覚処理のレベルの障害によって引き起こされていると結論付けている（音韻システムを含む内言語の獲得・発達がある特定のモダリティー、つまり外在化の様式）に限定されることなく、聴覚や視覚や触覚などいずれでも可能であることに関しては、本書第2章とLenneberg 1967などを参照のこと）。

　また、皮質脳波検査中に術中事象関連電位を測定したBoyd et al.（1996）の報告によると、あるLKS児の左側頭葉に対し軟膜下皮質多

切術を施した際、一見全失語症状を呈しているにもかかわらず、/ba/ 対 /ga/ に見られるような音素弁別の能力を維持していることが発見された。この事実は、音韻処理のレベルが正常に機能していることを示唆しているが、おそらく患者の左側頭葉に対する術中事象関連電位の測定が、麻酔下で耳の中にイヤホンを挿入して行われたことと関係があると思われる。麻酔下にあったため気を散らす要因がなかったことと、イヤホンを直接耳の中に挿入したために、通常よりも、言語音の音響信号がより明瞭かつより容易に知覚され、より正確にその周波数時間特性解析が遂行されたためと考えられる。その結果、ほぼ適切に音声分析がなされ、それに基づく音韻レベルでの /ba/ と /ga/ に見られる音節の音素弁別がうまくなされたと考えることができる。したがって、この事例は我々のLKS に対する上述の仮説に対する反論にはなり得ないと言うことができる。

　一方、音韻要素が影響を与えるとする Denes et al.（1986）は「音素」「音素弁別・音素同定」「音韻表示」などの用語を用いているが、正確には音韻システムではなく、音響信号の周波数時間特性に基づく音声解析の不具合が、彼らが言うところの小児音韻性難聴の原因となっていると考えられる。実際、彼らは患者が音素を弁別（＝区別）できないことを説明するにあたり、「音声レベル」という用語を用いているが、これは言語学的には矛盾しており、「音声レベル」と「音韻レベル」をあいまいにとらえている可能性があり、音素とは言語学的には音韻レベルの要素で、正確には音声レベルとすべきではない。

　また、興味深いことに、Denes et al.（1986）によると、聴性脳幹反応と一次聴覚野聴性反応が正常であるにもかかわらず、彼らの研究のLKS 患者は、分節音（1つ1つの母音や子音）の弁別に関して、非対称性を示したと言う。これが意味することとは、母音の弁別は容易にできるが、子音の弁別は難しいということを指し、この理由として、母音は通常、平均して 100〜150 ミリ秒の持続時間で発音されるが、子音は最初

の 40 ミリ秒の間に急激な周波数の変動を伴って発音されるという違い
があり、これによって上述の非対称性が生じると説明している[3]。つま
り、LKS 児にとっては、同じ言語音でも母音は聞こえやすいが子音は
聞こえにくく、音韻上の処理の不具合ではなく、母音と子音に対する音
声レベルでの聴覚特性解析の不具合が生じていることのさらなる証拠と
なろう。

　しかしながら、結果的には音韻処理に影響を及ぼすことがあり、音響
信号の周波数時間特性解析システムに基づく正しい音声分析が実行され
ることが、音響信号に対応する抽象的な音韻表示と適切なペアを形成す
るための前提条件であることを考慮すると、仮に音韻システム自体が正
常に存在したとしても、最終的には、正しい音声表示に基づく音韻表示
が形成できないことは何ら不思議なことではない。実際に Vance et
al.（1999）では、LKS 児は言語音の聴覚処理に問題があるため、音韻表
示が不正確か十分な指定がなされていない可能性がかなり高いと主張し
ており、これは LKS 発症時から言語音の聴覚処理の困難が継続し、音
韻形成の発達が阻害された結果であると指摘している。

　次に、発話、つまり、言語産出の問題を論じたい。LKS では、聴
覚・知覚音声システムの処理に障害があるとすると、調音音声システム
の処理にも不具合が生じることが予測されるが、実際に先述の通り、
LKS は言語音聴覚失認だけでなく、発話の困難も伴うことが典型的で
ある。これは、実際の発話行為が実行されるためには、脳内で各言語音
の調音のための音韻表示と音声表示の情報が、対応する調音器官の筋肉
の動きに適切に結び付けられなくてはならないからである。

　それでは、分節音を超えたユニットに関わる韻律（プロソディー）、例
えば、アクセント、メロディー、リズム、イントネーションなどはどう
であろうか。プロソディーは、話者の気持ち、情動を反映している情動

---

[3]　母音と子音に関する音響特徴の詳しい説明としては、川原（2018）などを参
　　照のこと。

プロソディー（affective prosody/emotional prosody）と、統語論や語用論に基づく言語プロソディー（linguistic prosody）の２つに大別されるが、プロソディー的要素は、主な言語領域が存在する左脳優位ではなく右脳優位で処理される（Weintraub & Mesulam 1981、皆川他 2011 などを参照）。Matas et al.（2008）は、言語音の理解と発話の両方で極めて重症な障害があるLKS児に関する報告の中で、患者がジェスチャーを使ったり、正しい発音からかけ離れているために理解不能な発話をしているにもかかわらず、母語のメロディーの輪郭パターン、アクセント、リズムは保持していたと伝えている。この驚くべき症例は、プロソディーに関係する脳の部位、つまり右脳が、LKSによって障害を被らなかったか、あるいは、被ったとしても回復不能にはならなかったものと想定できる。事実、Matas et al.（2008）は、このLKS児の聴性中間潜時反応と事象関連電位のP300の生起があったことで、右脳半球に脳機能の改善が見られた証拠としており、プロソディーはLKSにより影響が起こりにくいとの見解を表明している。

　一方、Deonna & Roulet-Perez（2016）は、LKSによってプロソディーが何らかの影響を被ると指摘している。情動プロソディーが保持される可能性はある（Kim-Dufor et al. 2012）ものの、プロソディーの処理には、普通、母語の理解と産出の両面で、側頭葉の上側頭溝中央部にある音声選択的領域（voice-selective area）（Belin et al. 2000）が関与し、右脳半球優位の音響解析の段階で、知覚した音が声であるかその他の音（例えば雑音）かがまず処理されるが、LKSでは周波数時間特性解析システムが右半球を含む両側で障害を受けているため、右半球優位のプロソディー処理が正常に働かず、少なくとも言語プロソディーの理解と使用にも支障を来していることが多いと予測される。実際、Landau & Kleffner（1957）やStefanatos（2008）では、LKS児が言語プロソディーに支障があるケースを報告している。

　次に、LKSの言語の意味システムへの影響はどうであろうか。Denes

et al.（1986）の研究では、LKS 患者は語彙の読み書きができることから、語彙の意味システムは維持されているとしているが、ここで注意してほしいのは、彼らの研究における語彙の意味するものとは、書き言葉としての語彙であり話し言葉としての語彙ではないということである。つまり、書き言葉の語彙は、意味概念と文字表示のペアが使える状態にあれば十分だが、話し言葉の語彙の場合は、意味概念とペアになる必要があるものは、文字表示ではなく音声表示であるという違いがある。したがって、LKS が聴覚信号の周波数時間特性解析システムの不具合によって、音声形式の形成に障害を与えるとすると、話し言葉の語彙である意味概念と音声形式の適切なペアが形成できなくなってしまうのは当然なのである。言語学的にも、このことが LKS 児の失語症状である言語音聴覚失認と発話の欠如の背後にあることは、今まで見てきた通り間違いない。Denes et al.（1986）における LKS 患者が語彙の読み書きができたのは、疾患発症までに母語の書き言葉の文字体系を習得していたからに他ならないが、このことは LKS が音声形式の形成に障害を与えるとしても、視覚システムには何ら障害は与えないことを示唆しており、視覚を通した語彙の文字表示形成には特段の問題が生じないことがうかがえる。実際、Matas et al.（2008）は、LKS 患者が十分な表出言語を持っていないため、意味システムを維持しているのかどうかを正確には分析することはできないが、ジェスチャーや物の提示による視覚的インプットに対して適切な反応ができることから、意味システム自体は保持されているはずだと述べている。

　最後に、言語の統語システムと形態統語システムへの影響はどうだろうか。統語システムとは、材料となる語彙項目（実質的には形態素と考えてよい）を一定のやり方で組み合わせて統語構造を形成するシステムであり、各言語はその統語構造を基に、主語・動詞・目的語などの語順を決定している。つまり、語彙項目から文を順序立てて形成するシステムのことを意味する。また、形態統語システムとは、例えば、主語と動

詞の人称、数、時制の一致のように、統語構造を実際に発音する音声形式に結び付ける過程で、主語や時制に依存して動詞の活用変化を表す形態素の形が決定される仕組みを扱うシステムである。簡単に言うと、例えば動詞の語尾変化（英語における三単現の -s / -es や規則変化動詞の過去時制を表す -ed など）を扱うレベルである。完全失語ではなく発話が見られる LKS 児の傾向としては、しばしば、文や句の構造が簡略化され、動詞の時制の活用変化などの語尾変化、前置詞や接続詞や冠詞などの機能語が欠如する現象が見られる（詳しくは Stefanatos & DeMarco 2011 を参照）ことから、統語構造への影響は少ないものの、形態統語システムには大きな影響があるということが分かる。

　以上から、LKS 患者のうち、約 50% が失語状態から完全に回復し、残りの約 50% が永続的な失語状態だけでなく失語状態からの部分的回復にあること（Mikati et al. 2010）、また、LKS 児が話し言葉の理解と産出が困難な一方、しばしば手話や書き言葉が比較的容易に習得できるという事実（Bishop 1982、Denes et al. 1986 などを参照）に鑑みると、基本的には少なくとも音韻システム、意味システムだけでなく、統語システムの中核的な部分は障害を被っていないと判断できる（Stefanatos & DeMarco 2011 参照）。一方、形態統語システムは統語構造の音声化を司る内言語の一部を構成している部分ではあるが、同時に、感覚・運動システムにおいて形態素の具体的な発音を対応させる仕組みでもある。したがって、もし LKS が聴覚信号の周波数時間特性解析システムの不具合によって、適切な音声表示の形成が阻害される疾病だとすると、当然、形態統語システムも正常に機能しないことは想定内の現象であると考えられる。

(2)　LKS における言語障害の発症のメカニズム
——Hickok & Poeppel（2007）の理論に基づく提案

　「インプットの問題」とは、大まかに言うと、LKS に罹患した子どもが周りで話されている母語の語彙の理解と獲得（したがって、結果的に

句や文にも及ぶ）が困難になることを指しており、「アウトプットの問題」とは、その子どもが、発話によって内言語を外在化することが困難になることを指している。

　以下では、LKS に特徴的な睡眠時持続性棘徐波複合（CSWS）による脳波異常が、両側の背側上側頭回に存在する周波数時間特性解析システムに障害をもたらし、その悪影響がそのシステムからつながる神経ネットワーク（背側路と腹側路）に「ドミノ効果」によって次々に機能不全を引き起こしていくという仮説の下、その背後にあるメカニズムを解説していく。LKS のインプットの問題とアウトプットの問題の背後にはこのような有害なドミノ効果が存在すると想定されるのである。

　第一に、LKS のインプットの問題の背後にある、中核的な機能不全はどこに存在するのかを見ていく。第 1 章で述べた LKS の言語に関する特徴の概要、及び LKS は主に音声知覚に必要な音響特徴を解析するための聴覚システムの処理に支障を来している言語障害であるとする Stefanatos（1993）の見解に基づくと、LKS は、図 3-1 と図 3-2 に示した両側の背側上側頭回に存在する周波数時間特性解析システムに異常を来すことが主原因であり、その結果、当該システムとその他の関連システムとをつなぐ経路も正常な働きができなくなる疾病であると推測することができる [4][5]。第 1 章で説明したように、LKS の子どもは睡眠時に主として上側頭領域に優位な形で、てんかん発作に伴う睡眠時持続性棘徐波複合（CSWS）が現れ、それが二次的に大脳の両側に全般化する傾向があることを思い出してほしい。もしそうであるなら、そのような異常

---

4)　Zatorre & Belin（2001）の PET の結果によると、(i) 両側の中核的聴覚野は時間特性変異に対し反応するが、両側の上側頭野前部は周波数特性変異に対し反応し、(ii) 時間特性への反応は左脳半球が優位であるが、周波数特性への反応は右脳半球優位である、としている。

5)　鶴・Hoeppner（2007）は、岩田（1996）に基づき、LKS の責任病巣はウェルニッケ野（上側頭回後部）と縁上回であるという可能性を示唆している。この提案は我々の提案とは完全には一致しないが、一部重なる部分があると思われる。

な脳波活動によって、大脳の両側上側頭回での周波数時間特性解析システムの正常な働きが阻害されることが容易に想像できる。

　ここで注目すべきは、Hickok & Poeppel（2007）のモデルでは、周波数時間特性解析は背側上側頭回、音韻処理は上側頭溝後部、運動・感覚インターフェイスの処理はシルヴィウス頭頂・側頭部が、それぞれ担いながら、お互いに双方向の情報のやり取りを行っていることである（図3-1と図3-2を参照）。したがって、もしLKSにより、てんかん波による大脳の両側上側頭回での周波数時間特性解析システムに障害が生じているとすると、ネットワーク上、そこからつながる腹側路と背側路の両方に有害な影響を生み出してしまうはずである。実際これは臨床上観察されており、LKSが言語音の聴覚失認と発話の喪失という全失語状態を引き起こす事実と合致している。

　図3-4（p.103）に基づきもう少し具体的に述べると、もし音声の連鎖からなる音響信号に対して、大脳の両側における背側上側頭回の周波数時間特性解析システムによって適切な解析が実行されないとしたら、仮に上側頭溝中部・後部の音韻システム自体は損傷を受けていなくても、音声の連鎖が内言語の音韻レベルのユニットに正しく結び付けることができなくなってしまう（✘1で示している。以下、バツ印と数字のみ）。その結果、語彙にとって重要である、適切な音声・音韻表示と意味表示のペアが形成できなくなるために、中側頭回後部と下側頭溝後部の語彙インターフェイスにおいて、語彙を形成することが困難になってしまうのである（※5）。さらにその結果、中側頭回前部と下側頭溝前部の結合ネットワークに対する語彙項目の適切なインプットが存在しなくなり（※6）、句や文などの統語構造を伴う言語表現を形成することも困難となってしまうのである。これがLKSのインプットの問題の背後にある現象と考えられ、この結果、LKSの言語音の聴覚失認が発現するのである。

　したがって、もし母語獲得・発達の過程にある子どもがLKSに罹患

してしまうと、適切な周波数時間特性解析を経た正しい音声の連鎖を音韻表示に結び付けることができなくなってしまい（✖1）、言語音聴覚失認の状態に陥り、語彙項目の通常の獲得ができなくなってしまうのである。しかしながら、（抗てんかん薬の服用後）LKS に見られる CSWS の脳波異常が改善されるのに伴い、やがて言語理解が回復する（Massa et al. 2000）傾向が見られることから、LKS のインプットの問題は最終的には多かれ少なかれ消失していくものと考えられる。

　次に、LKS のアウトプットの問題を取り上げてみよう。もし音声の連鎖からなる音響信号が背側上側頭回の周波数時間特性解析システムによって適切に分析されないとすると、正しい音声表示の情報が音韻ネットワークに送られなくなってしまい（✖1）、適切な音韻表示がシルヴィウス頭頂・側頭部の感覚・運動インターフェイスに伝達されなくなってしまう（※3）。その結果、適切な感覚・運動に関連する情報が、下前頭回後部、運動前野、島前部にまたがる調音ネットワークに伝達されなくなってしまい（※4）、中側頭回前部と下側頭溝前部にある結合ネットワークによって形成される言語表現に対し、発話のための正しい音声を付与することができなくなってしまうのである（※7）。これが LKS の発話の喪失に見られるアウトプットの問題である。

　次頁の図 3-4 は、Hickok & Poeppel（2007）の二重経路発話処理モデルの枠組みの中で、これまで議論してきた LKS のインプットとアウトプットの問題の背後にあると考えられる「ドミノ効果」を要約したものである。ここでは高次前頭葉神経ネットワークに関しては取り上げないが、言語以外の認知機能に障害を伴う LKS の子どもの脳では、特徴的なてんかん波の放電が高次前頭葉神経ネットワーク（の一部）に悪影響を与えている可能性があると思われる。

　二重経路発話処理モデルを提案する中で、Hickok & Poeppel（2007）は、背側聴覚・運動神経回路が、音韻情報に関する短期記憶のための基本的な神経メカニズムを提供しているという興味深い主張を行っている。も

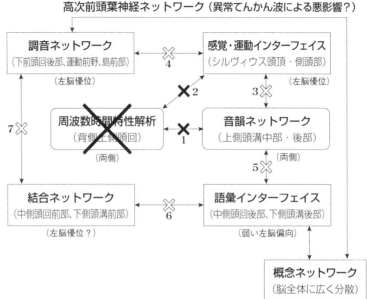

周波数時間特性解析システムの機能不全を大きい✖印で、周波数時間特性解析システムと音韻ネットワーク及び感覚・運動インターフェイスとのそれぞれの間での直接的な相互作用の中断を小さい✖印で、その他の関連システム間の間接的な相互作用の中断を小さい✖印で示してある。

図3-4　二重経路発話処理モデルにおけるLKSの「ドミノ効果」
出典：Hoshi & Miyazato（2016）を改変。

しそれが正しいとすると、図3-4で示したLKSの「ドミノ効果」が生じると、LKSに罹患した子どもは、背側上側頭回の周波数時間特性解析システムの機能不全により、音韻情報に関する短期記憶に障害を被ることが予測され、事実、Majerus et al.（2003）の報告によると、様々な予後を伴うLKS患者の音韻情報に関するワーキング・メモリーの質と背側上側頭回の活動の程度（陽電子放出断層撮影［PET］データ）との間には相関関係があると言う。

　さらに、もしJackendoff（1996）が主張するように、内言語における音韻システムのアウトプットとしての「内的発話（inner speech）」（つま

り、声には出さないで、頭の中だけで"話している状態")が、何かに注意を向けるための一種の"手がかり"や"きっかけ"となることによって、思考を明確化したり、複雑化するのに寄与するとしたら、図3-4 に示したLKS の「ドミノ効果」の結果起こる「周波数時間特性解析システム、音韻ネットワーク、感覚・運動インターフェイス、調音ネットワーク」の一連の機能不全は、LKS 児にとって、適切な音声形式と結び付いた命題的、かつ、明確で複雑な思考をすることが困難になってしまうことが予測される。したがって、少なくとも周波数時間特性解析システムと、それにつながる音韻ネットワークからの背側路の正常な働きが回復するまでは、そのような思考機能に対する悪影響も出てくると考えられ、早期LKS 児に散見できる思考のための認知機能の低下や悪化は、言語障害に伴って併発する現象なのかもしれないのである。

　次のセクションでは、これまでの議論とレネバーグの失語症理論に基づき、LKS に関する仮説を提示してみたい。

3. レネバーグの失語症理論と LKS への応用

　Lenneberg（1967: 206-207）は、「失語症」の臨床的症候を研究した文献を症状、症候群、及びそれらの関係に注意して俯瞰すると、ある普遍的な事実が浮かび上がると言っている。失語症の全てに共通して認められるその事実とは、患者は文字通り「言語を喪失した」わけではないと言うことである。つまり、一般的には失語症によってそれまでに獲得・発達した内言語が失われることはなく、あくまでも脳内に潜在的に存在する内言語にアクセスし、言語理解や発話に用いていく部分に何らかの障害が生じている状態だと主張しているのである。

　失語症研究の歴史において、カール・ウェルニッケ（Carl Wernicke）以来、ルードヴィヒ・リヒトハイム（Ludwig Lichtheim）、フーゴー・リープマン（Hugo Liepmann）、ジュール・デジェリヌ（Jules Dejerine）、ノーマン・ゲシュヴィント（Norman Geschwind）などの著名な失語症研究者たちは、失語症状を「離断症候群（disconnection syndrome）」（＝脳の言語関連諸領域の連結が離断された状態）と捉えてきた（Catani & Mesulam 2008a, b などを参照）。しかし、レネバーグ（Lenneberg 1967: 217）は、実際に大脳皮質の損傷によって離断が起きていることを証明している実験的証拠はないとし、そのような失語症に対する伝統的な見方に異を唱えている（Lenneberg 1975 も参照のこと）。それではレネバーグの考える失語症状とはどのようなものであろうか。レネバーグは、脳損傷の失語症に対する影響に関して次のように述べている。

　　　我々が想定した脳活動の時間的パターンは、1つの細胞や小さな細胞の集まりによって作られているようなものではない。それは脳活動の変

化であり、脳の様々な部分で一時的に勢いを失いながら、脳活動の効果
は［波として］脳の1つの構造から他の構造へと特徴的な速度で伝播し
ていくものである。言うまでもなく、ある脳機能のための適切な時間的
パターンが形成されるためには、伝播のための媒体と中継点が必要であ
る。脳損傷は［損傷による脳構造の変化によって、波による］時間的パ
ターンの形成、波及、［周波数の］変調に障害を引き起こし、重大な行
動障害をもたらすのである。同時に、この時間的パターンは脳内の極め
て多くの構造にわたって伝播されるため、脳のある限定された場所の損
傷だけでは、言語以外の他の機能をそのまま保ちながら言語機能を完全
に消失させることは起こり得ない。(Lenneberg 1967: 216 から一部補足、修
正しながら筆者が翻訳し引用)

　ここから読み取れることは、もし言語機能が「完全に消失している」
とするなら、他の運動機能や認知機能も同様に消失するか、極めて重度
の障害を被るはずだということである。つまり、レネバーグは、脳損傷
による失語症の原因の本質は「離断」ではなく、損傷による脳構造の変
化によって、（あたかも地形の変化によって波の伝わり方のパターンも変
わってしまうがごとく）言語に関する脳活動に伴う脳波の時間的パター
ンが乱されることが真の原因であると主張しているのである。もし、レ
ネバーグのこの基本的な考え方が脳損傷を伴わない失語症にも応用する
ことができるとしたら、言語に関する脳活動に伴う脳波の時間的パター
ンが、別の理由で乱れる場合にも失語症状を引き起こすと予測できる。
実際にこの予測は Hoshi & Miyazato（2016）、及び本章セクション2で提
案した通り、てんかん性脳波異常を伴う LKS の仮説とも整合性があり、
LKS はこの失語症一般の特徴を共有しているのではなかろうか。
　ここでレネバーグの失語症理論をもう少し詳しく見ていきたい。まず、
失語症状に関連し、レネバーグは「ことばに関する中枢神経系異常のほ
とんど全ては、時間調節メカニズムの異常として特徴付けることができ、
例外として考えられるのは、麻痺や神経性の筋疾患に起因する異常のみ
である」と Lenneberg（1967: 218）で明確に述べている。さらに、運動性

失語（ブローカ失語）と感覚性失語（ウェルニッケ失語）を含む様々な失語症を詳しく考察したうえで、既に上述した通り、全ての失語症の背後に「時間調節メカニズムの異常」が共通して存在すると分析し、失語症に関する「時間調節メカニズム異常仮説」を提唱している。これは、まず人間の言語の本質はパターンにあり、言語のパターンは本質的に時間的な性質を持っているというもので、このことは、例えば、発話が時間の経過と共に進行するものであることを考えると当然のことであると説明している。

　時間調節メカニズムの２つの側面：
　(i) 抑制する（一時的な制止）
　(ii) 使用する要素を利用できるようにする（適切な時点での準備）

　例えば、単語の検索が困難な失語症状の場合は、(ii) の側面に障害が生じているケースで、適切な単語を適切な時点で利用できない状況である。また、発話に流暢さがなくなる失語症状の場合も、同様の状況があるが、これは単語自体ではなく単語の適切な順番を決定するプランの一部がうまく利用できなくなっており、その意味で (ii) に支障を来していると言える。一方、過剰に流暢になる失語症状の場合（つまり、早口すぎて理解困難なケース）には、(i) の抑制の時間調節作用が正常に機能していない状況である。

　このように、先述の通り、もしも時間調節メカニズムの異常で発話のための時間調節が狂ってしまうと、単語の正確な発音ができなくなってしまったり、奇妙な句が出てきてしまったり、語順がでたらめな非文法的な文になってしまうなどの不具合が生じるのである。ここで第２章で見たレネバーグの脳波律動の理論を思い起こしてほしい。発話のための口や舌などの調音器官の繊細な運動が、ある特定の周波数帯の脳波律動と相関関係を持っていることを説明したが、そのような調音器官の運動

はまさに時間調節のメカニズムが正確に制御されて初めて可能になるのである。また、脳波律動自体も脳のニューロン活動パターンを反映した、まさしく時間軸に沿って変化するパターンであり、既に第2章で紹介したGiraud et al.（2007）の理論が指摘する通り、調音器官の運動の時間パターンは、脳波律動のレベルで調節されていると考えるのが自然である。

　したがってLKSは、CSWSを伴うてんかん性脳波異常が主原因で、語彙項目の理解と獲得が困難となる「インプットの問題」と、内言語を外在化することが困難となる「アウトプットの問題」が生じる脳疾患であることをもとに、レネバーグの失語症理論と脳波律動に関する推測が正しいとすると、LKSの「インプットの問題」と「アウトプットの問題」に関して、以下の仮説が立てられる。

LKSの「インプットの問題」と「アウトプットの問題」に関する仮説

> 　LKSは、CSWSを伴うてんかん性脳波異常により、周波数時間特性解析システムの障害が生じ、言語音聴解機能低下を引き起こす（＝「インプットの問題」）だけでなく、調音器官の運動を担う正常な脳波律動が利用できなくなり、発話のための正常な時間調整メカニズムとして機能できなくなる（＝「アウトプットの問題」）。

　第1章でも詳述した通り、LKSは言語音聴覚失認と発話喪失からなる全失語（global aphasia）の様相を呈するが、これは既に述べたように、てんかん波のCSWSを伴う脳波異常による周波数時間特性解析システムの機能不全が原因となり、失語症一般に特徴的な感覚・運動システムの時間調節メカニズムが実質的に全く機能しなくなってしまったものと推測することができる。この仮説が正しいとすると、この発話のための時間調節メカニズムを正常にするため、何らかの方法でLKS児の脳波

律動を正常化できれば、LKSの失語症状が改善される可能性が出てくるのではないだろうか。次の章では、そのような観点から1つの可能な治療法を探ってみたい。

第 4 章
LKS からの
言語回復と発話促進への治療法

1. tDCS（経頭蓋直流電流刺激）──LKS への適用の可能性

　このセクションでは、およそ 5 割が完全回復、残りの 5 割が部分回復または永久失語に苦しむ（Mikati et al. 2010）とされる LKS からの回復可能性に対し、言語回復が部分的または皆無というケースに対し、発話を促進するための医学的治療法を提案したい。

　tDCS（経頭蓋直流電流刺激）とは、文字通り、直流の微弱な電流を頭に流すことにより大脳皮質を刺激する方法で、ニューロモジュレーション（neuromodulation: ニューロンの働きを変える技術）[1] の 1 つとして様々な神経の病気や症状を改善するための非侵襲的治療法として、医療現場で使用されている（Nitsche & Paulus 2000、宮内他 2016、Arle & Shils 2017 参照）。具体的には、頭部に正負のパッド状の電極を装着し、数百 μA～3 mA 程度の直流を数分～十数分流す。基本的に、陽極（anode）の電極の直下の大脳皮質には興奮性の効果が、陰極（cathode）の電極の直下の大脳皮質には抑制性の効果が表れるとされている（Brunoni et al. 2012 を参照のこと）。これによって、ニューロンの静止膜電位が＋あるいは－の方向に変化して、活動電位の発生のしやすさが変わることになる。この方法は電流によって直接ニューロンを発火させるわけではなく、機能低下したニューロンの活動をいわば「下支え」するような働きがあり、現在までのところ特に明確な副作用は報告されていないと言う[2]。

　tDCS による治療法は、鬱、慢性激痛、麻薬中毒などの神経内科的障

---

1)　ニューロモジュレーション に関しては、中村（2012）、鮎澤・松村（2017）なども参照されたい。

2)　tDCS によるシナプス伝達の増強メカニズムに関しては、Monai et al.（2016）などを参照のこと。

害や、脳卒中により失語となった場合を含め脳卒中のリハビリなどの治療にも用いられており（Brunoni et al. 2012、Fiori et al. 2011 などを参照）[3]、様々な認知能力の向上にも効果があることも分かってきている（Falcone et al. 2018 などを参照）。さらに、言語に関して言えば、tDCS が吃音の治療にも効果があることが実証されている（Chesters et al. 2018、Crinion 2018 などを参照）。

　驚くべきことに、tDCS は既に治療目的で LKS 患者にも応用されており、Varga et al.（2011）は、tDCS が LKS 患者を含む脳波異常の子どもに対して、てんかんを抑制する効果があるとまでは証明できなかったものの（tDCS 適用時 6 歳 1 ヶ月の患者と、7 歳 2 ヶ月の患者において）、この非侵襲的治療法がてんかんを持つ子どもに少なくとも安全に用いることができるということを証明した（詳細は Varga et al. 2011 を参照のこと）。一方、Faria et al.（2012）は、陰極 tDCS は安全であるのみならず、LKS 患者（tDCS 適用時 7 歳）を含むてんかん患者のてんかん活動を局所的に調節するための大脳皮質を分極化する（つまり、大脳皮質のニューロン内の電位をマイナス方向へ変化させる）力を十分有していることを証明しており、約 50% の確率で両側のてんかん活動を抑えると報告している。

　上記 Varga et al.（2011）と Faria et al.（2012）の 2 つの研究の相違点として、前者の研究では覚醒時に tDCS が使われ、後者の研究では睡眠時に tDCS が適用されたことが挙げられる。これは LKS 患者は通常睡眠時に脳波異常が起こることからすると、Faria et al.（2012）の症例で睡眠時に tDCS が適用されることでてんかん活動が抑えられたという結果から、tDCS の LKS 患者への応用は正当化されたことを意味する。その他の相違点としては、てんかんの焦点の場所の特定がより正確だったかどうか、tDCS が的を外すことなくてんかんの焦点を十分刺激できたか、患者の

3）　興味深いことに、Fiori et al.（2011）は、脳卒中がウェルニッケ領域に引き起こした失語症患者に陽極 tDCS で 20 分 1mA の刺激を与えたところ、健忘症障害の回復が長期間見られ、単語の回復が著しかったとの報告をしている。

睡眠直後、または、睡眠中の脳波がきちんと確認できていたかなどが挙げられる。いずれにせよ、LKS患者の睡眠中にてんかん波焦点を正確に把握したうえで、同時に脳波を測定しながら、十分な焦点刺激を行うことで、tDCSがLKSの脳波異常を技術上軽減させ得ることがうかがえる。また、Faria et al.（2012）のアプローチが正しいとすれば、LKS患者の脳波異常もtDCSによりかなりの割合でコントロール可能であると言えよう。

　ここで注意すべきは、LKS児のてんかん発作は抗てんかん薬により比較的容易に抑制できるものの、脳波異常自体はそれによっては抑制できず、15歳くらいまでは脳波異常を有することが典型的だとされており（Ramanathan et al. 2012）、Varga et al.（2011）やFaria et al.（2012）その他の研究者が証明している通り、tDCSはLKS患者の脳波が正常になる以前においても、脳の病巣部位に安全に使用できるという点である。したがって、臨界期の終わり（約12、13歳）と脳波が正常化する年齢（約15歳）との間のタイムラグの問題、つまり、内言語を完全に確立するために、母語の言語データのインプットが適切に入らなくてはならない臨界期の終わりの時期と、脳波が正常化する時期の間の2〜3年のタイムラグの問題を、tDCSで脳波異常を軽減することで、解決の一助となることも可能であると考えられる。

　以上のように、LKSに対するtDCS適用の安全性や効果が存在すると仮定し、ここでは、大脳皮質の腹側路や背側路を含むHickok & Poeppel（2007）の二重経路発話処理の理論に基づき、tDCSを用いたLKS治療の仮説を紹介したい。今までの治験では、脳波異常を軽減するためにtDCSをてんかんの焦点に適用するものであったが、ここで提案するのはてんかん治療の目的ではなく、LKS患者の言語回復のためにtDCSを利用するというものである。具体的には、LKS患者のインプットとアウトプットの双方の問題を直接的に解決するべく、LKSの根底にある感覚・運動システムにおける障害を除去することを目的として、大脳皮

質の関連部位に tDCS を細心の注意を払いながら適用する。無論、Hickok & Poeppel（2007）の二重経路発話処理の理論を念頭に、当該の部位を正確に同定するためには、陽電子放出断層撮影（positron emission tomography: PET）、脳磁図（magnetoencephalography: MEG）、機能的磁気共鳴画像（functional magnetic resonance imaging: fMRI）、単一光子放射断層撮影（single photon emission computed tomography: SPECT）、近赤外線スペクトロスコピー（near-infrared spectroscopy: NIRS）などの脳のイメージング技術を用いて言語・認知機能低下部位を確認する（Sobel et al. 2000、Kang et al. 2006、O'Regan et al. 1998、Faria et al. 2012 などを参照）と共に、磁気共鳴画像法（magnetic resonance imaging: MRI）を用いた拡散強調画像（diffusion tensor imaging: DTI）によって脳内神経線維束の走行を確認し、それと二重経路発話処理モデルを付き合わせながら、関連大脳皮質部位に tDCS をできるだけ正確に適用し刺激を与えるようにする[4]。最終的にこれによって脳波が正常化するのが目標であるため、当然のことながら、同時に EEG によって脳波の状態をモニターしながら tDCS を適用することが重要である。なお、治療のタイミングだが、LKS 患者の脳波異常が思春期までに消失する（Massa et al. 2000; Ramanathan et al. 2012）ことから、脳波異常がある程度軽減あるいは消失した頃に、tDCS を適用することが理想的であろう[5]。

---

[4]　Pullens et al.（2015）の報告にある通り、言語回復を果たした LKS 患者の中には言語に関わる当該経路が通常とは異なる形態になっているケースが存在する。したがって、実際の二重経路の特定に当たっては、この点も踏まえて慎重に実行される必要がある。

[5]　Nitsche et al.（2008）などは、てんかん患者に tDCS を適用することは、てんかん発作を引き起こす可能性があるため避けるべきであるとしている。しかし、LKS 児の場合は抗てんかん薬でてんかん発作が抑えられ、思春期までにてんかん性の脳波異常も消失することから、EEG による脳波計測を慎重に行いながらこのタイミングで tDCS を適用することは問題ないと思われる。

2. tDCS を用いた言語回復への仮説
——8 つの回復パターンに対する部位の特定

　ここでは、tDCS がいかに LKS 児の言語回復に貢献し得るかについて、検証をしていきたい。まず、表 4-1 を参照しながら、理論上想定される LKS 患者の言語回復形態を、全快、部分回復、未回復の 3 パターンに分け、この 3 パターンが言語回復に関して具体的に何を指すかということから議論を始めたい。

　その前に、「LKS からの回復」の定義として、言語音を聴覚し理解するという意味での回復と、脳内に存在する内言語を実際に言語として発話するという意味での回復の 2 つの構成要素があることに留意されたい。この視点に立ち、理解と発話という 2 つの構成要素に関して、LKS 患者の回復の 3 パターン（全快、部分回復、未回復）をさらに詳しく区分する。つまり、理論上可能となる LKS 患者の言語回復パターンを、言語音聴解能力と発話能力の視点と、全快・部分回復・未回復の 3 段階の回復程度の 2 つの視点から分類し、tDCS で刺激すべき大脳皮質の部位を特定していく。

　最初に表 4-1 の最上段「全快」のケースでは、言語音聴解能力と発話能力の両方が完全に回復する状況を示している（Landau & Kleffner 1957、Worster-Drought 1971、Deonna et al. 1977、Mantovani & Landau 1980、Dugas et al. 1991、Paquier et al. 1992、Kaga 1999 などを参照）。この場合、周波数時間特性解析が適切な機能を回復し、その結果、言語音の聴解が成り立ち、適切な音声表示とそれに基づく音韻表示が、音韻ネットワークの中で形成できるようになる。また、音韻表示が背側路に沿って感覚・運動インターフェイスに伝わり、そこで調音のための運動情報に変換され、さらに背側路に沿って、調音ネットワークに伝えられるようになり、発話が

表4-1　理論上可能な LKS 患者の回復パターンと tDCS 刺激部位

実際の回復程度	見かけ上の回復程度	言語音聴解能力	発話能力	推奨される tDCS 刺激部位
全快	完全回復	✓	✓	無
部分回復（I）	完全回復	??	✓	STA, 1, 2
部分回復（II）	部分回復	✓	??	AN, 4, 7
部分回復（III）	部分回復	??	??	STA, PN, SMI, LI, CN, AN, 1, 2, 3, 4, 5, 6, 7
部分回復（IV）	部分回復	Φ	??	STA, PN, SMI, LI, CN, AN, 1, 2, 3, 4, 5, 6, 7
部分回復（V）	未回復	✓	Φ	AN, 4, 7
部分回復（VI）	未回復	??	Φ	STA, PN, SMI, LI, CN, AN, 1, 2, 3, 4, 5, 6, 7
未回復	未回復	Φ	Φ	STA, PN, SMI, LI, CN, AN, 1, 2, 3, 4, 5, 6, 7
部分回復（VII）	未回復	Φ	✓	無

STA: spectrotemporal analysis（周波数時間特性解析）
PN: phonological network（音韻ネットワーク）
SMI: sensorimotor interface（感覚・運動インターフェイス）
AN: articulatory network（調音ネットワーク）
LI: lexical interface（語彙インターフェイス）
CN: combinatorial network（結合ネットワーク）
1～7：第3章の図 3-2 と図 3-4 における番号 1～7 を示している。
✓：本質的な完全回復
??：不完全回復・欠陥のある回復
Φ：未回復

　可能となる。一方、腹側路では、語彙インターフェイスで、音韻表示が
適切な意味表示と関係付けられることで、語彙（音と意味のペア）の形
成が可能となり、腹側路を経て、結合ネットワークへと語彙の情報が伝
わり、そこで句や文が形成され、この情報が調音ネットワークに伝えら
れて発話が可能となる。このケースでは背側上側頭回の周波数時間特性

解析システムも自然に機能回復し、そこから背側路と腹側路の言語関連部位へのドミノ効果による損傷はないと仮定できる。よって、tDCSを適用する必要性は皆無である。

次に、表4-1の2段目の「部分回復（I）」のケースは、発話能力に関して表面上完全回復に見えるが、実際は部分回復のカテゴリーに属するケースで、周波数時間特性解析システムの機能は100%回復しているわけではなく、欠陥があるものの背側路と腹側路の双方に十分な情報が流れている状況である。また、ドミノ効果によるダメージを受けていないと考えられ、内言語が流暢な形で外在化されたが、周波数時間特性解析システムの障害により、ある程度の調音上の不具合、つまり、発音上の微細な問題が生じる可能性があるというものである。ここでは、背側上側頭回とそこからの関連の経路に両側からtDCSで刺激することが推奨され、具体的には、背側上側頭回と上側頭溝中部・後部の間、ならびに、背側上側頭回とシルヴィウス頭頂・側頭部の間の部位は、周波数時間特性解析システムが音韻ネットワークと感覚・運動インターフェイスにつながる部分の機能を改善すると思われる。このケースは、Paquier et al.（1992）やKaga（1999）により報告されており、聴覚上の言語インプットの質と量が完璧ではないにもかかわらず、背側路と腹側路においてドミノ効果的な悪影響が生じることがなく、内言語が確立されている状況を示している。さらにこのことから、ある程度の言語インプットが存在すれば、内言語の機能を作動させるきっかけにはなり得ることがうかがえる。以上の通り、「全快」と「部分回復（I）」の2つのケースは、Mikati et al.（2010）によるLKS患者の回復度の割合に照らすと、全体の約50%を占める。

次に表4-1の3段目から5段目で示された「部分回復（II）」「同（III）」「同（IV）」の3つのケースであるが、いずれのケースにおいても発話能力の回復が不完全であることを示しており、Mikati et al.（2010）のデータによると、全LKS患者の1/4を占めるとされる。まず、「部分

回復（II）」のケースでは、言語音の聴解は正常となるが、発話については依然障害が残るケースで（Mantovani & Landau 1980 参照）、少なくとも調音ネットワークがドミノ効果により影響を受けている可能性がある。つまり、正常な言語音聴解があるということは、言語理解に関係する全ての部位とその連結は機能が回復している一方、少なくとも発話のみに関係する部位、つまり、感覚・運動インターフェイス、調音ネットワーク、結合ネットワーク、及びそれらの間の連結部位（p. 89 の図 3-2、p. 103 の図 3-4 内の 4 と 7）にまだ機能不全が残っていることを意味する。したがって、このケースでは、tDCS を下前頭回後部、運動前野、島前部とシルヴィウス頭頂・側頭部及び中側頭回前部、下側頭溝前部、さらに、それらの連結ルートの 4 と 7 に適用することが望ましい。

　なお、「部分回復パターン（II）」におけるドミノ効果の悪影響の原因を正確に究明するためには、背側路に関するさらなる研究が今後必要となるが、次のような可能性を想定できるのではないか。

　1 つは、LKS による周波数時間特性解析システムの障害のため、それと感覚・運動インターフェイス、さらには、調音ネットワークとの間の連結に支障を来し、それらに関係する神経ネットワークが機能不全に陥ってしまった結果、神経ネットワークが長時間使われなかったため、神経ネットワークの連結力が弱まり、発話困難に陥っているとの分析が可能であろう。

　もう 1 つの「部分回復（III）」のパターンでは、言語音聴解と発話の両方に障害があるケースである（Worster-Drought 1971、Deonna et al. 1977、Mantovani & Landau 1980、Ansink et al. 1989、Dugas et al. 1991、Paquier et al. 1992、Penn et al. 1990、Kaga 1999、木全他 2014 参照）。このような状態は、背側路と腹側路の両方が、背側上側頭回の周波数時間特性解析システムの機能不全が引き起こすドミノ効果による悪影響を受けていると考えられ、言語音聴解と発話の機能を改善するために、tDCS を大脳皮質の関連部位と連結部位全てに正確に適用されることが求められる。

なお、「部分回復（IV）」のパターン（Worster-Drought 1971、Deonna et al. 1977、Dugas et al. 1991）は、実際には現象として稀なケースで、周波数時間特性解析システムにおける障害が依然として存在するため、新たな言語音に関する周波数時間特性解析が極めて困難、あるいは、実質的に不可能な状態にある。しかしながら、背側路と腹側路の両ルートがドミノ効果の深刻な影響を受けていない場合、仮にLKS発症前にある程度の母語獲得が起きており一定量の語彙が脳内に記憶されていれば、周波数時間特性解析システムの障害によりある程度発音がおかしくなるものの、内言語の外在化が部分的に可能となる。この可能性は理論的には想定され得るが、実際にLKS児がこの回復パターンをとる可能性は低いと思われる。tDCS適用については、「部分回復（III）」のケースと同様、大脳皮質の関連部位と連結部位の全てに正確に適用することで、言語音聴解と発話のための機能を改善することができると思われる。

最後に表4-1の6段目から8段目の部分であるが、発話の観点から一見回復なしと思われるケースには、実は、完全に未回復のケースに加え、「部分回復（V）」と「同（VI）」の2つのパターンも含まれる。まず「未回復」の場合（Worster-Drought 1971、Deonna et al. 1977、Dugas et al. 1991参照）、周波数時間特性解析システムの機能不全が深刻なため、適切な聴覚音声情報が音韻ネットワーク内で音韻表示と結び付かず、その結果、背側路と腹側路共に正常に機能せず、正確な言語音に関する情報のインプットが欠落するという状態である。しかしながら注意すべきは、未回復イコール内言語さえも存在しないということではなく、言語音聴解と発話が不可能なLKS児に対しては、臨界期終了までに手話などの視覚言語インプットを代替手段として用いることができ、このタイプのLKS児は手話を母語として獲得することも可能なのである（LKSにおける手話学習の効果的活用についてはBishop 1982、Deonna 2000、Roulet-Perez et al. 2001、Deonna et al. 2009などを参照のこと）。ついでながら、LKS患者は先天的ろう者と同等のレベルで手話を獲得できる（Roulet-Perez et al. 2001）

ということはさらに注目すべき点で、「高次の言語的表示の形成プロセ
スが、LKS により障害を被らずに比較的そのままで保持されている」
(Stefanatos 2011: 969) ということを明示している。原理的には、この未回
復のケースでさえ、tDCS の適用がなお効果的である可能性も残されて
おり、大脳皮質の関連部位と連結部位の全てに tDCS を適用し刺激を与
えることによって、言語音聴解と発話の機能の双方を改善できる可能性
が依然残されていると考える。

　次に、「部分回復（V）」のパターンは、発話がないため往々にして未
回復と間違って捉えられがちだが、実際には言語音聴解は完全に回復し
ているケースである。周波数時間特性解析システムが回復し、腹側路に
おける関連部位や連結部位も十分に回復し適切に機能しているにもかか
わらず、背側路の感覚・運動インターフェイスと調音ネットワーク、及
び、結合ネットワーク、さらに、それらの連結部位（第 3 章図 3-2、図 3
-4 の 4 と 7）が機能していないことを示している。この場合、「部分回復
（II）」のパターンと同様に、tDCS は下前頭回後部、運動前野、島前部と
シルヴィウス頭頂・側頭部及び中側頭回前部、下側頭溝前部、さらに、
それらの連結部位の 4 と 7 に適用することが望ましい。

　また、「部分回復（VI）」のケース（Landau & Kleffner 1957 参照のこと）
は、言語音聴解の回復が不完全、または、未回復の状態で、周波数時間
特性解析機能が回復せず、ドミノ効果により少なくとも背側路へのダ
メージが深刻なため発話も実質的に皆無というケースで、内言語の外在
化が不可能になっている。「V」のパターンと異なってはいるが「III」
や「IV」のパターンと類似しており、tDCS は言語音聴解と発話の機能
の改善に寄与する大脳皮質の全ての関連部位と連結部位に適用されるべ
きである。ここで注意したいのは、部分回復「V」と「VI」は表面上は
単純に「未回復」と診断され、完全未回復と同等に扱われがちであり、
この部分こそ、LKS 患者が ASD または AR と誤診されてしまい適切な
医療措置から疎外されてしまうケースであると言うことができる。

なお、表 4-1 の最終段の「部分回復（Ⅶ）」のパターンは、LKS には当てはまらず、いわゆる純粋型ウェルニッケ失語症のパターンであると考えられる。このケースは、言語音聴解能力が実質的に皆無である一方、発話能力自体は影響を受けない場合（ただし、Lenneberg 1967: 219 で触れられている通り、実際にはこのような純粋な感覚性失語症状は稀である）だが、LKS にはこの回復パターンに対応するものは存在しない。これにより、少なくとも理論上は、インプットの問題がある程度解決されない限り、アウトプットの問題は解決されないことを示唆していると言えよう。

以上の通り、開発以来 tDCS が様々な運動機能や認知機能の障害の治療に広く応用されていることを考えると、LKS の治療に tDCS を用いることは極めて自然な成り行きであると考えられる（tDCS が脳卒中患者のリハビリに適用された例は Hummel & Cohen 2006 などを参照のこと）[6]。また、tDCS を脳の言語関連部位に適用することに加え、運動機能や他の認知機能に関する脳の関連部位に適用できれば、言語のみならず、行動上の問題や他の認知機能不全なども軽減できるのではないか。具体的には、手や指の繊細な運動能力の改善に関わる運動前野や運動野、一連の「自閉的問題行動」の改善に関わる上側頭回、上側頭溝、島皮質を含むシルヴィウス溝近傍に tDCS を適用することも一案であろう（シルヴィウス溝の機能不全が自閉的行動に関係することを示す文献としては、Stefanatos 2011 を参照のこと）。

---

6)　Bludau et al.（2014）によると、人間の大脳皮質の前頭極は、外側前頭極領域 1（Fp1）と内側前頭極領域 2（Fp2）と呼ばれる、2 つの細胞構築学的にも機能的にも異なる領域によって構成される。前者は認知、ワーキング・メモリー、知覚を司り、後者は感情の処理や社会的認知を司ると言う。仮に LKS の脳波異常が大脳皮質の前頭極に影響を与えているなら、これらの機能欠陥があると想定され、LKS や ASD/AR でこのような症状が見られるケースでは、大脳皮質の前頭極のこれらの関連領域に tDCS で刺激を与えるべきであろう。

3. レネバーグの脳波律動に関する仮説からの提言

　既に第2章で論じたように、Lenneberg（1967）は、脳内の言語システムの本質は時間的次元を有する様々な脳波律動のパターンによって実現されているとの認識に辿りついていた。特に、発話が可能になる条件として、側頭・頭頂領域に約7ヘルツ以上の周波数を持つ優位の自発性脳波が安定的に生起する必要があり、通常、子どもは発達の過程では2歳ほどでこの脳波の周波数条件を満たし発話を発達させていくと明言している。ここで思い出していただきたいのは、Lenneberg（1967）の言語獲得の臨界期仮説では、言語能力としての内言語の獲得における臨界期は約2歳から約12、13歳までとなっていたが、発話のための内言語の調音による外在化には臨界期の制限は仮定されていない点である。要するに、内言語が臨界期内に確立していれば、内言語の外在化、つまり発話は臨界期を超えて起こり得るということを意味している。よって、本書では内言語を臨界期内に確立することと、内言語の外在化の手助けという2つの目的のために、tDCSの適用を提案するのである。

　要約すると、LKS失語症状を改善するためには、先にも述べた通り、Hickok & Poeppel（2007）の二重経路発話処理モデルの理論に基づき、脳のイメージング技術を用いて言語・認知機能低下部位を確認しながら、脳内神経線維束の走行を精査し、関連大脳皮質部位にtDCSをできるだけ正確に適用し適切な刺激を与えることが重要である。そして、EEGによる脳波測定を行いながら、側頭葉、頭頂葉、前頭葉の関連領域に7ヘルツ以上の自発性脳波が安定的に生起するよう、医学的治療を施していくことが望ましい。

第5章
言語進化

今まで、LKS における言語障害がどのように生じ、言語回復がいか
になされ得るかについて詳説してきたが、ここではその視点を広げ、人
間がどのように言語を進化の過程で獲得してきたのかについて、少し触
れてみたい。というのも、実は、言語進化の視点と言語障害研究は密接
に関連しており、言語障害研究が健常者言語とその進化の解明への様々
なヒントを与えてくれると共に、言語進化研究も失語症を含む言語障害
の医学的治療法開発に向けての様々な示唆を提供してくれるのである。

人間の言語が脳の中の生物学的認知システムとしてどのように実現さ
れているのかという問題は、ポール・ブローカ（Paul Broca）が 1861 年
にブローカ失語の患者について報告（Broca 1861）したのを端緒に、失語
症研究をはじめとする言語障害研究で取り上げられ、地道な研究による
結果が綿々と積み上げられてきた。またその過程で EEG、fMRI、MEG、
NIRS などの様々なイメージング技術の発明と技術革新により、言語障
害を患っている患者だけでなく、健常者を用いて実験が行われるように
なり、脳と言語との関係がかなりのレベルまで解明されるようになった
（まとまった論考として、岩田 1996、酒井 2002、Friederici 2017a, b などを参照
されたい）。ここでは、Lenneberg（1967）の仮説と、それを基にした
Hoshi（2018）のネオ・レネバーグ的アプローチの観点から言語進化の問
題を考察し、失語症を含む言語障害研究と医学的治療法開発へ向けての
私見を述べてみたい。

1. 言語進化（生物進化 vs. 文化進化）

　人間の言語は、ヒトが進化の過程でホモ・サピエンス（Homo sapiens）として獲得した認知能力の１つであり、ヒトを他の動物と区別するうえで決定的に顕著な属性の１つである。解剖学的に我々と同じホモ・サピエンスは約20万年前に東アフリカに誕生したが、約20万年前から約6万年前の間にヒトの言語が誕生し（Berwick & Chomsky 2016 参照）、その後、ホモ・サピエンスの一団が5万年ほど前にアフリカから世界各地に拡散していったという見方が有力である（池内 2010、藤田他 2018 などを参照）。

　ヒトの言語進化に関して考える場合には、生物進化（biological evolution）の側面と文化進化（cultural evolution）の側面を分けて考える必要がある。言語の生物進化は、我々の祖先に遺伝子レベルの（突然）変異が生じ、その結果、今我々が持つ言語能力が新奇な認知的形質として派生したことを指しており、この時ヒトが獲得した言語能力は、その後、基本的には何ら変化していないと考えられる（Berwick & Chomsky 2016 参照）。

　一方、言語の文化進化は、生物進化によって派生した新奇な認知的形質である言語能力を保持しながらも、その後、ヒトが形成した様々な社会の中で、言語の文化的多様性（多言語間と同一言語内）や歴史的言語変化によって、様々な諸言語、諸方言を形成していったことを指している（池内 2010、藤田・岡ノ谷 2017 参照）。つまり、ヒトの言語にはその深層に見られる普遍性と、その表層に見られる多様性があり、前者は生物進化の結果であり、後者は文化進化の所産と考えることができるのである。なお、本書ではあくまでも生物進化の側面のみを扱うこととする

（言語の文化進化に関しては、Tomasello 1999 などを参照のこと）。

　ここでヒトの言語と文化の関係について一言触れておきたい。言語を文化の一部と捉え文化的所産であると見なすなど、一般的に言語と文化を類似した存在と考えていることが多い[1]。しかし、既に Lenneberg (1967) において言語と文化の決定的な違いが指摘されている。

　文化的伝統は世代から世代へとその内容が継承される時、当該文化に関する情報は、それを受け継ぐ人間が「模倣」などの意識的学習により共有知識として受け継ぐが、伝承された文化の内容に修正を加えることはあるにせよ、当該文化の内容を分解し、それを構成する材料を作りながら自分で再び始めから作り上げるようなことは行っていない（Pinker 2003 が挙げている農耕技術やチェスの仕方や数学的知識などのように文化を通じて獲得してきたことが明らかな場合を考えるとよい）。

　他方、ヒトの言語が世代から世代へと言語の獲得のプロセスを経て受け継がれていく場合は、一見すると同様に見えるが事情はかなり異なる。つまり、子どもの母語獲得は、表面上、模倣によって経験的にその内容に関する語彙や文法などの知識を親の世代から受け継いでいるように見えるが、先述のレネバーグの共鳴理論で議論した通り、意識的な模倣ではなく、周りの大人（の言語）との「本能的な共鳴作用」により、自動的に語彙や文法に関する母語の言語知識を獲得しているのである。この時、子どもは周囲で用いられている言語を生のデータとしながら、それを本能的に分解し、分解された要素を基に言語を構成するための語彙項目をはじめとする言語の生成システムを、母語獲得のプロセスにおいて各自が自ら再創造しているのである。したがって、言語の獲得の本質は、「ヒトが言語に本能的に共鳴する能力を有していること」にあると言える。その共鳴する本能的能力はどこから来るのかというと、ヒトが進化

---

1)　言語の個体発生（＝言語獲得・発達）を一種の文化学習と見なす考え方に関しては、Tomasello（1999）などを参照のこと。また、そのような見方に対する批判に関しては、Pinker（2003）などを参照されたい。

の過程で獲得した認知的形質であり、レネバーグの言うところの、生物学的鋳型としての「潜在（的言語）構造」に他ならないのである。

2. レネバーグの言語の生物学的鋳型
(=「潜在［的言語］構造」) と言語機能

　ここでレネバーグの言語の「実現構造」の基底にある「潜在（的言語）構造」をチョムスキーの生成文法理論が現在仮定する言語機能モデルの中に位置付けてみると、以下のようになる。

　統語演算システム（syntax）とは、語彙項目を複数組み合わせて、より大きなまとまりである単語、句、文を順次構築する部分である。例えば、動詞句であれば、eat と pizza を組み合わせて ｛eat, pizza｝というユニットを作り上げることになる。言語はそのようにしてできた統語構造を意味と音声に関係付けるため、一方では概念・意図システムによる「ピザを食べること」という意味解釈に、他方では感覚・運動システムによる [iː t piː tsə] という音声解釈に結び付けることになる。言語学の分野で言えば、意味解釈に関係してくるのが、意味論や語用論であり、音声解釈に関係してくるのが、音韻論や音声学である（言語学における音声学、音韻論、形態論、統語論、意味論、語用論の簡単な用語の説明に関しては本書第2章1節の「言語学を理解するためのキーワード」を参照のこと）。

　統語演算システム、感覚・運動インターフェイス、概念・意図インターフェイス、及び統語演算システムが作り上げた統語構造を2つのインターフェイス向けに、音韻・音声表示（外在化のため）と意味表示（意味解釈のため）につなげていく部分は、レネバーグの「潜在（的言語）構造」によって決定されている部分であり、言語機能の中でも失語症を含む言語障害によって機能不全になりにくい部分だと考えられる（言語機能の中でも、外在化に関係する部分に比べて、特に統語と意味に関係する部分が障害を受けにくい点については、Moro 2008、Benítez-Burraco & Boeckx

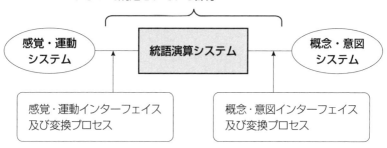

図 5-1 Chomsky（1995）以降のミニマリスト・プログラム[2] の標準的な言語機能モデルと潜在（的言語）構造

2014a などを参照）。つまり、障害や疾病による影響を最も受けにくい部分であり、このことは、本書で見てきた LKS における言語障害を持つ人々が、内言語を保持している可能性が高いことと通じる点なのである。要するに、潜在（的言語）構造は、コンピュータにおける CPU（central processing unit: 中央処理装置）のようなもので、仮にハードが壊れたり周辺設備の接続が悪くて、一見、コンピュータ自体が壊れてしまったように見えても CPU はあくまで無傷であるように、たとえ言語障害が現象として発症したとしても、CPU に相当する内言語は保持されているという見方をレネバーグが提示しているのである。

その理由として考えられるのは、言語の生物学的鋳型としての潜在（的言語）構造は、あくまでヒトに遺伝子レベルで、いわば、「深く」組

---

2) ミニマリスト・プログラム（minimalist program）とは Chomsky（1995）によって提案された言語に対する見方で、ヒトの言語を成り立たせている要素で言語特有の部分をミニマル（最小限）に絞り込み、何が言語の本質かを探ろうとする研究方略である。これによって、言語の生物進化の問題に対する答えも与えることができる可能性が出てきた。生成文法全体の歴史、理論的背景、及び理論的発展に関する包括的な説明に関しては、Chomsky（2004a）及びその日本語版であるチョムスキー（2003）などを参照されたい。

み込まれた特性であり、ヒトである限りにおいては、これが遺伝子レベルで破壊されることはあり得ないのである（もし仮にそのようなことが起こったとすると、おそらくヒトとして生を受けることも不可能になるであろう）。この観点は、後で言及する言語障害に対する医療的介入の問題にも重要な示唆を与えるものと考える。また、これは、ホモ・サピエンスが生物進化の過程で言語能力の獲得を達成しヒトとして進化してきたメカニズムが、言語障害を持つ個人の言語回復におけるメカニズムを解明するためのヒントを与えていると言うこともできよう。実際、Lenneberg（1967: 222）で明確に述べられているように、認知機能が完全に崩壊するような場合を除いては、言語が全て失われてしまうことはなく、一般的に、全ての言語障害は、言語の正常な働きに必要な生理的過程（例えば、ニューロン間の生化学的神経伝達の過程）が阻害されることで起こるのである。

　それでは、「潜在（的言語）構造」は一体どのようなものであるのだろうか。レネバーグの理論によると、ヒトは進化の過程で、生物学的鋳型である「潜在（的言語）構造」を個体発生（＝発達）の過程で形成する生得的能力を獲得したわけであるが、その核心部分である言語の階層構造を構築するメカニズムは、現下の生成言語学の標準的モデル（Chomsky 1995 とそれ以降の文献参照）では、併合（Merge）という操作であると考えられている。

　統語演算システムにおける併合とは、コラム③（p.51）でも述べた通り、2つの要素（例えば、eat と pizza）を合わせて1つの集合（例えば、{eat, pizza}）を形成する操作であるが、重要な特徴の1つとして、このアウトプットの集合自体も併合の対象になる。したがって、例えば、2つの要素として they と {eat, pizza} が選ばれたとすると、併合によって新たな集合 {they, {eat, pizza}} が形成されることになる（このようにより大きな集合である {they, {eat, pizza}} が、より小さな集合である {eat, pizza} を含む関係になっていることが"階層関係"を生み出しているのであ

る）。つまり人間の言語は併合によって語彙項目（＝形態素）としての様々な基本的概念を無限に組み合わせることにより、様々な複合概念を作り上げ、複雑な統語構造を通してより深い思考を可能にしてきたと言うことができる（詳しくは p. 140 のコラム⑥を参照のこと）。

3. 生物進化から文化進化への移行

それでは一体、先に説明した人間の言語能力（capacity for language）を発達させる基盤となる「潜在（的言語）構造」の核心部分である併合は、どのように発生したのだろうか。併合自体は他の動物には見られないヒトに特有の認知的形質であるが、もし併合がダーウィン流の生物進化によって派生したとすると、派生の源となる前駆体（precursor）が存在するはずであり、その前駆体は、ホモ・サピエンスの祖先やヒト以外の霊長類も持っている認知的形質であると考えられる（それが何でありどのようにそこから併合が派生したと推測できるかに関しては、p. 140 のコラム⑥を参照されたい）。

一般的に生物進化は、ある個体に（突然）変異が起こり、それによって新たな形質（認知的形質も含め）が出現し、それが適応的であれば生殖を通じてその個体が属する集団内にも拡散するという経路を辿る。したがって言語進化の場合は、当該言語共同体のメンバー全てが、最終的には遺伝子レベルの変異を伴う生物進化によって、併合を含む同じ生物学的鋳型（biological matrix）を共有することになり、それを基に Lenneberg（1967）の共鳴現象（resonation）によって当該言語特有の性質（音声・音韻、統語、意味）を、言語獲得・発達のプロセスを通して容易に共有していったであろうと推測できる。

この共鳴現象は Hoshi（2017）でも指摘したが、究極的には脳波律動と関連する認知作用と考えることができ、おそらく、言語獲得期の子ども（＝共鳴体）とその子どもと言葉のやり取りをする周囲の大人（＝共鳴源）の脳波律動における「同調（synchronization）」現象と関係しているものと思われる[3]。二者が言語コミュニケーションしている時の脳波

を同時に計測し解析した Kawasaki et al.（2013）の結果によると、発話リズムが同調すると脳波リズムも同調するなど、明らかな相関関係が存在するという（コミュニケーションにおける2者間の意図共有（intention sharing）に伴う脳波律動の同期現象に関しては、藤原＆橋本 2016、Fujiwara et al. 2018 などを参照のこと）。もし「共鳴現象」が脳波律動における「同調現象」に帰着できるとするなら、この点でも既に50年も前に発話リズムと脳波リズムの相関関係を指摘していた Lenneberg（1967）の慧眼には感服せざるを得ない。

　さらに、もしこれが正しいとすると、LKS 失語症状にも重要な示唆を与えてくれることになる。LKS は典型的に CSWS による脳波異常を伴う脳疾患であり、正常な脳波律動が阻害されている状態にある。したがって、共鳴体としての LKS 児は、共鳴源としての周囲の大人との間に正常な脳波律動による同調現象を起こすことができず、それと連動する正常な共鳴現象が不可能になっていると考えることができるのである。ここからも、LKS における母語獲得や母語回復が困難になっていることが推測される。

　ところで、この言語進化上の共鳴現象が起こるためには、少なくとも共鳴源となるヒトの内言語が外在化する必要があり、内言語の外在化がいつどのように起こったのかという問題が存在する。進化上、ヒトが言語能力を獲得する以前に、我々の祖先は何らかの手段で内言語の前駆体と考えられる、Bickerton（1990）の言うところの、原型言語（protolanguage）を用いて、思考やコミュニケーションを行っていた可能性が大きい。当然、その原型言語は少なくともコミュニケーションに用いられていたと考えられ、言語音に準じる音声や手話のサインに準じるものによって、外在化していた可能性が考えられる。しかし、ここで問題にし

　3）　「同調（synchronization）」とは、「独立した2つの異なるリズムをもった振動事象が、ある相互作用が加わることで、同じリズム（調子）で振る舞うこと」を指す（http://www.riken.jp/pr/press/2013/20130422_2#note2 参照）。

ているのは、ヒトの内言語は祖先が用いていた原型言語とは質的に異なり（Bickerton 1990）、原型言語からヒトの内言語が進化の過程で派生したと仮定した時に、それまでの原型言語の外在化に使われていた感覚・運動システムの神経回路をそのまま使って、何らかのモダリティー（音声、サイン）によって外在化したのか、それとも、その後時間をおいて、内言語が感覚・運動システムとの間にそれまでの神経回路とは別の神経回路を形成して外在化したのかの2つの可能性が残る。

　いずれにしても、内言語があるモダリティーで外在化したとして、それが当該の言語共同体で共有されるための時間はそれほどかからなかったであろうと推測できる。なぜなら Lenneberg (1967, Chap. 9) も指摘しているように、外在化された言語は、言語獲得における共鳴現象を通して比較的短時間に容易に言語共同体のメンバーに共有されるものだからである。一旦共鳴現象によって内言語の外在化のパターンが当該言語共同体のメンバーに共有されるようになると、ソシュール流の共通の言語記号（Saussure 1916）[4] が形成されるようになり、それを基盤として言語の文化進化が推進され、それぞれの言語共同体における共時的、及び通時的言語変異が生み出されることになったと考えられる。

---

4)　ソシュール（Ferdinand de Saussure）は言語を一種の記号と捉え、言語記号を抽象的な音の表示である「聴覚映像」（シニフィアン）と抽象的な意味の表示である「概念」（シニフィエ）の結合体であると定義している。この「聴覚映像」と「概念」との結び付きは「恣意的（arbitrary）」であり、それぞれの言語共同体ごとに異なり得る。例えば、同じ〈犬〉という概念がある特定の音声と結び付く必要はなく、日本語であれば［inu］と発音され、英語であれば［dɔg］と発音される。つまり、このように単語の音と意味のつながりは必然的ではなく、あくまでもある言語共同体の中でメンバー全員が従う一種の「決まり事」として存在しているのである。ソシュールの言語記号と言語進化の関係についての最近の論考としては、Bouchard（2013）などを参照されたい。

4. 言語進化から言語障害の医学的治療への貢献の可能性

　最後に、言語進化と言語障害との関係についてまとめておきたい。
Benítez-Burraco & Boeckx（2014b）と Benítez-Burraco & Murphy（2016）の
中でも実証されている通り、言語進化と言語障害の問題は、実は、お互
いに密接な関係を持っている（Lenneberg 1967, Chap. 9 も参照）。本書で主
張したように、もし LKS が感覚・運動システム中の周波数時間特性解
析と時間調節メカニズムの障害から生じており、いずれもてんかん波に
よる脳波異常が原因だとすると、感覚・運動システムで双方の機能が正
常に働くための脳波の性質が解明されれば、進化の過程で内言語の外在
化に関わったかもしれないメカニズムが解明できるであろう。逆に、も
し言語進化の過程で内言語の外在化に関わった可能性がある感覚・運動
システムのメカニズムが解明されれば、言語障害が特定の遺伝子異常に
起因することが判明しておらず[5]、しかも、その原因が明らかにてんか
んに見られる脳波（EEG）異常に起因することが判明している（Deonna
& Roulet-Perez 2016 などを参照）LKS のような、小児失語症に対する医学
的治療法の発見へとつながっていくかもしれない。
　もちろん、複雑な言語進化にまつわる諸問題を解明していくことは、
それ自体だけでも価値のある学問上の探究であるが、その研究成果は言

5）　最近では、GRIN2A 遺伝子変異を持つ家系に複数の LKS 患者がいることや、
　　 LKS に関係するとして、突発性焦点性てんかんに関する感受性遺伝子である
　　 SRPX2, ELP4 が報告されているが、これらの遺伝子異常が LKS の病因である
　　 ことが確定されているわけではない（http://www.nanbyou.or.jp/entry/4411 参照）。
　　 しかし LKS の病態に複数の誘因因子が関与する可能性があることを考慮すると、
　　 さらなる遺伝子レベルでの研究も LKS の解明にとって重要な意味を持つものと
　　 思われる（Murphy & Benítez-Burraco 2018 などを参照）。

語進化の分野だけに限定されるべきではなく、言語障害に関係する臨床言語学（最近の動向に関してはBenitez-Burraco 2016などを参照）や医療の分野にも応用され、患者の治療法開発へと活かされるべきであると考える。

　例えば、LKSでは効果的な医学的治療法として次のような方法が考えられる。本書でも提案したように、てんかんの原因になっているイオンチャネルと神経伝達物質の異常を制御するためのベンゾジアゼピン系やレベチラセタムなどの抗てんかん薬を投与しててんかん発作を抑えつつ、EEGによって脳波の状態をモニターしながら、言語関連領域である背側上側頭回とそこからの背側路と腹側路の大脳皮質部位への、tDCSをはじめとするニューロモジュレーション技術による刺激を組み合わせて治療を行うものである（Hoshi & Miyazato 2016、Hoshi 2017も参照のこと）。このような治療は、本来は適切な母語入力が言語獲得・発達にとって大切で不可欠な臨界期内に実施されることが望ましいが、第4章でも述べた通り、LKSに伴う脳波異常の完全な消失に15歳くらいまでかかる場合があることを考えると、今後はいかにLKSの脳波異常を臨界期内に消失させることができるかという問題を医学的に解決する必要があると思われる。ここでも、生物言語学と医学の協同作業が必須なのである。

　一方、第22番染色体の22q11.2領域の欠失に起因する22q11.2欠失症候群（22q11.2 deletion syndrome）のように、特定の遺伝子の異常が言語障害の病因であることが明確な場合（Kambanaros & Grohmann 2017などを参照）は、究極的な医学的治療法として、iPS細胞（Takahashi et al. 2007などを参照）などを利用する再生医療技術によって、正常な遺伝子と正常な機能を作り出すことによる治療が考えられる。もちろんそのためには、臨床的に可能かどうかも含めて慎重に検討されるべきであろう（言語と遺伝子の関係に関する最近の研究結果については、Benitez-Burraco 2013などを参照のこと）。

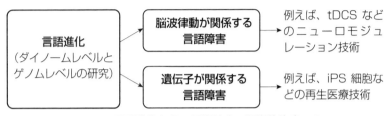

図 5-2　言語進化からの言語障害の医学的治療への
貢献の可能性に関する仮説

　以上の通り、例えば、脳波律動を用いたダイノーム（dynome）レベルの研究と遺伝子を用いたゲノム（genome）レベルの研究は、いずれも、言語障害への有効な医学的治療法の開発へのヒントとなるような貴重な情報を提供してくれるものと思われる（ゲノムレベルやダイノームレベルなどの様々なレベルでの多次元的言語研究に関しては、Boeckx & Theofanopoulou 2014 を参照のこと）。

　いずれにせよ、言語障害が脳波異常に起因するか、遺伝子異常に起因するかにかかわらず、それに苦しむ患者に治療、回復をもたらすための医学的介入の可能性は常に残されていることを忘れてはならない。そのためには、学際的協同が必要であり、今後、生物言語学の知見と医学の知見が生産的かつ有機的に結合し、本格的な分野の垣根を越えた学際的基礎研究とその応用研究が進められることを希求したい。

コラム⑥　ネオ・レネバーグ的生物進化理論

　ここで人間の言語に特有の認知的形質である併合（Merge）が生物進化の過程でいかに出現したのかという問題をもう少し詳しく考えてみたい。併合の言語進化上の起源に関しては、前駆体（precursor）、つまり、併合に進化する前段階を認めない Chomsky（2005、2010）などの立場と、通常の生物進化と同様に前駆体を認める立場がある。後者の例としては、藤田（2012）、Fujita（2014、2016）、藤田・岡ノ谷（2017）、藤田他（2018）

による、道具などの物理的対象物を作ったり操作したりする能力を前駆体とする「運動制御起源仮説」や池内（2010）による物の所有概念や所有する操作を前駆体とする「所有概念・操作前駆体説」などの立場がある。ここでは Hoshi（2018）で提案した、Lenneberg（1967）の言語進化に関する仮説に基づく代案を簡単に紹介する。

　レネバーグは Lenneberg（1967: 374）の中で、「言語の基礎となる認知機能は（脊椎動物に）普遍的に見られるカテゴリー化（categorization）と類似性の抽出というプロセスが、進化上遺伝子レベルで生物学的適応を遂げたものである」という仮説を提示している。レネバーグが言うように、ヒトを含む脊椎動物は、カテゴリー化という認知的形質を有するが、複数のモノ（やカテゴリー）を「関係付けて」それらを含む１つのカテゴリー（やより大きなカテゴリー）にする場合と、１つのカテゴリーを「分化して」複数のモノ（やより小さなカテゴリー）を作る場合があるが[6]、ここでは、前者の「関係付カテゴリー化」（interrelational categorization: IntCat）（Hoshi 2018 参照）のみを取り上げる。

　Hoshi（2018）は、上述のレネバーグの仮説を現下の生成文法理論におけるミニマリスト・プログラムの視点から見直し、関係付カテゴリー化（IntCat）と併合（Merge）との類似点と相違点を精査したうえで、併合は、ヒトの生物進化の過程で、脊椎動物一般に見られる関係付カテゴリー化から、ダーウィン流の「変化を伴う由来」（descent with modification）（Darwin 1859, 1871）によって固有派生形質（autapomorphy）として獲得したヒト特有の認知的形質であるという仮説を提示した。もう少し具体的に説明すると、併合は２つの要素ＸとＹからなる集合 {X, Y} を形成する認知的操作であり、関係付カテゴリー化はある共通の性質を反映するラベルの下に、２つ以上の複数の要素を１つの集合にまとめる認知的操作である。例えば、関係付カテゴリー化のごく簡単な例を挙げると、レモンのカテゴリーとミカンのカテゴリーを関係付けて２つのカテゴリーを含む「かんきつ類」というラベルを持つ、より大きなカテゴリーを形成することができる。併合自体にはラベルが関与しないという違いはあるが、明らかに併合と関係付カテゴリー化の間には類似した集合形成操作という共通点が見

られる。そこで Hoshi（2018）では、生物進化に働くプロセスとしてよく知られている「遺伝子重複（gene duplication）[7]」によって、脊椎動物一般に見られる関係付カテゴリー化を可能にする何らかの遺伝子が、ヒトの生物進化の過程で（遺伝子のコード領域、あるいは、非コード領域において）[8]重複し、重複した結果生じた遺伝子の対の一方が（突然）変異により遺伝情報の変化が生じ、関係付カテゴリー化からラベルが脱落することで併合が派生したという仮説を提示した（注意すべきは、対のもう一方の遺伝子はそのままであるので、（突然）変異後も関係付カテゴリー化の能力はヒトの認知的形質として保存されているのである）。

　この仮説では、生物進化によって併合という新たな認知的形質がヒトに派生したことで、様々な言語表現を併合して、より複雑な言語表現を原理的には無限に形成することが可能となり、その複雑な言語表現をカテゴリー化のためのラベルとして使用することができるようになったと考える。例えば、［リンゴ］という名詞表現と、別に併合で形成しておいた［毎年、青森の友人が送ってくれる］という関係節の表現を併合し、［毎年、青森の友人が送ってくれる［リンゴ］］というより複雑な名詞表現を作り出すことによって、これをラベルとする特定のリンゴの集合を概念上作り出すことができるのである。このように生物進化によって併合が派生したことで、ヒトは統語的階層構造を持ったラベルをカテゴリー化に用いながら、文化進化を通じて詳細な事物や現象の理解と複雑な思考を獲得していったと考えることができるのである[9]。

　もちろん、これはまだ仮説の段階であり、今後は、認知的形質としての併合と関係付カテゴリー化が脳内でどのように実現されているのか、また、それぞれの認知的形質を可能にしている遺伝子情報は何かに関して、ヒトとヒト以外の霊長類（を含む脊椎動物）とのゲノムレベルの比較遺伝学的研究が必要になってくるであろう。

6) 例えば、動物のカテゴリー化の例を挙げると、ネズミ目リス科に分類されるジ
リスの1種であるカリフォルニアジリス（California ground squirrel）は、捕食
動物のヘビとその他の外界の刺激を区別し、別々のカテゴリーにするだけでなく、
ヘビ（snake）のカテゴリーの中にもガラガラヘビ（rattlesnake）とインディゴ
ヘビ（gopher snake）を区別し、より小さな別々のカテゴリーを形成し、それぞ
れのヘビに対して異なる防御反応を見せるという（詳しくは Rundus et al. 2007
を参照）。ただし、ヒトのみが複数の下位カテゴリーを要素とする上位カテゴ
リーを形成することが可能であり、ヒト以外の動物は、あくまでも個々の事例を
要素とするカテゴリーしか形成できないとする研究結果も報告されている（詳し
くは、Bouchard 2013 及びその中の引用文献を参照のこと）。
7) 生物進化における遺伝子重複に関しては、Ohno（1970）、Zhang（2003）、宮
田（2014）などを参照のこと。なお、遺伝子重複によるより複雑な新形質の進
化可能性に関しては、Lynch（2007）などを参照されたい。
8) コード DNA 領域とは、ゲノム DNA の中でタンパク質に翻訳される領域を指
し、非コード DNA 領域とはタンパク質には翻訳されない領域を指しており、遺
伝子の発現や DNA 複製の開始、遺伝子重複（増幅）や改変などを制御する働き
があるが、ゲノム DNA の中でも未だ解明されていない部分が多く残されており、
現在その全貌解明に向けて研究が進められている（小林 2017 を参照）。
9) ヒトの認知能力としてのカテゴリー化と言語との関係については、認知言語学
の分野で詳細な研究が行われてきている（Lakoff 1987、Taylor 2003 などを参照
のこと）。今後は、言語の生物進化と文化進化の過程で、カテゴリー化がどのよ
うな質的変化を遂げたのかという問題に対し、認知言語学的考察が必要になって
くるであろう。

第6章
今後の展望に向けて

1. 自閉症と LKS
——誤診防止へのリスクマーカーと早期治療

　LKS 患者に対し、効果的な医学的治療法を選択し医療介入すること
が重要であるのは言うまでもないが、それと同様に、近年増加傾向にあ
る莫大な ASD 人口（Tharpe et al. 1991）の中から早期 LKS の疑いのある
患者を正確に識別し、特に AR 患者と区別していくことが極めて肝要で、
誤診を防ぐための弁別要因、いわゆる「リスクマーカー」に注目すべき
である。以下に本書で論じた、LKS と ASD/AR のリスクマーカーを再
度確認してみたい。

　まず、LKS 患者のてんかん発作（顕在化するなしにかかわらず）は、ベ
ンゾジアゼピン系などの抗てんかん薬単体 1 種類でも比較的コントロー
ルできる傾向にあるという特徴を思い起こしていただきたい。小児、成
人共に他のてんかんのケースでは、抗てんかん薬 1 種類のみでコント
ロールすることは非常に稀で、通常 2 種類以上使用することがほとんど
である。この点で LKS のてんかん発作の場合と対照的であり（Pearl et
al. 2001）、LKS の第 1 の顕著なリスクマーカーということができる。
よって、子どもがこの特徴に合致するならば、まず早期 LKS 患者であ
ることを疑う必要がある。

　第 2 のリスクマーカーは、脳波異常の場所と形態であり、LKS では、
側頭葉（またはシルヴィウス溝近傍）領域に睡眠時持続性棘徐波複合
（CSWS）を伴う脳波異常が現れるという特徴である。特に、ノンレム睡
眠時に CSWS が起こることと、側頭葉（またはシルヴィウス溝近傍）領域
という脳内の位置が LKS の診断に重要な点である。さらに、LKS 児の
脳波異常は通常 15 歳くらい、またはそれ以前までに消失する（Massa et
al. 2000, Ramanathan et al. 2012）一方、ASD 児には脳波異常が必ずしも起

きるとは限らず、起きたとしても頻度が低く間欠性であることも
（McVicar 2005）大きな相違点である。そこで、LKS の早期の診断におい
ては、先述のノンレム睡眠時に側頭葉（またはシルヴィウス溝近傍）領域
に CSWS が観察されることが決め手となろう。

　最後に、LKS 児は心の理論を含む語用論的能力を育むことができ、
人との社会的コミュニケーションに深刻な問題を持たないという精神医
学的特徴があり、この点は ASD/AR 児と対照的である。つまり、社会
的対人コミュニケーションに大きな問題を持たない場合は、ASD や AR
ではなく、早期 LKS 児の可能性があることに留意すべきであろう。理
想的には、言語後退がある全ての子どもを対象に、ノンレム睡眠を含む
睡眠時全体の脳波を早期に調べることが推奨されるが、実際、McVicar
et al.（2005）は、典型的な ASD 児や AR 児とは語用論的能力の観点でや
や異なる LKS の疑いのある子どもの脳波を測定している。

　以上、ベンゾジアゼピン系などの抗てんかん薬によるてんかん発作の
比較的容易なコントロールの可能性、睡眠時に見られる側頭葉（または
シルヴィウス溝近傍）領域の CSWS を伴う脳波異常、心の理論を含む語
用論的コミュニケーション能力の保持という 3 つの観点から、早期 LKS
患者を的確に発見することが解決への第一歩となるであろう。

2. 心の理論と周囲の関わり方

　先述の通り、LKS 児は ASD/AR 児と異なり、語用論的認知機能を正常に発達・維持することが可能である点や、他者の心を読み適切な社会的コミュニケーションがとれる点に注目したい。発話がない LKS 児の場合は、非言語コミュニケーションを用いながら他者との関係を構築することが可能で、このような LKS の特徴を考慮すると、日頃の世話をする親やそれに代わる養育者、教師、友達、療育者と密接に関わり、感情的なつながりを構築できる教育環境を創造し整えることが重要である。通常、心の理論が完全に育つためにはおよそ 4 年を要することから (Wellman, Cross & Watson 2001)、ASD または AR 児と誤診されやすい早期 LKS 児の親や養育者は、子どもの行動障害、言語音聴覚失認、脳波異常により引き起こされる発話消失を、単なる「自閉的」症状と誤解してしまい、行動障害、言語障害などで通常とは異なる難しい子育ての中で、子どもとのコミュニケーションをあきらめてしまいがちである。

　しかし、LKS 児に温存されている語用論的能力に訴え、我が子とコミュニケーションしたいと思う気持ちを強く持ちながら辛抱強く関わりを持っていくことで、子どもの発話能力の回復に寄与する可能性も否定できない。Deonna (2000) は、LKS 児は聴覚野が長期間ブロックされ、聴覚機能の一部が永久的に損なわれると、それに付随して発話能力も損なわれることに言及している。また、LKS 児は発話経験が長い間損なわれるため、能力的には可能であるにもかかわらず、内言語を外在化すること自体をあきらめてしまう可能性もある。これを「発話の意志障害 (dysbulia of speech)」と Stefanatos (2011: 140) は呼んでいるが、よほど親や養育者などと意思疎通したいという気持ちが強くなければ、周りの

言っていることに耳を傾けなくなってしまう。つまり、他者との十分な発達上の接触やコミュニケーションへの意欲があって初めて、発話に必要な感覚・運動技能に連結されるべく、言語聴覚インプットを自分の中にしっかり取り込み、発話が促進されると考えられる。さもなくば、言語とコミュニケーションの意義そのものを認識することなく、(早期) LKS 児は最終的には緘黙に陥ってしまう可能性も十分にある。親や養育者たちは、LKS 児には言語インプットを理解する内なる才能、すなわち、内言語があると信じ、コミュニケーションや関わりをあきらめず、必ずや内言語を外在化することができるという希望を持って、他者とのコミュニケーションの喜びを示していくべきである。そうすることで、(早期) LKS 児の語用論的認知能力を最大限に伸ばし、言語理解と発話の回復への可能性が大きく開かれることであろう。

3. LKS 児の言語獲得のための教育的示唆

(1) 言語獲得過程の特徴
　　──語彙（名詞）獲得の困難と言語的ビッグ・バン

　LKS 児の言語回復については次のような仮説が考えられる。本書の初めでも示した通り、LKS は内言語を持っているものの、脳波異常によって感覚・運動システムの機能不全が原因となり失語症状を呈する疾病であり、発話による内言語の外在化自体は臨界期が存在しないことから（Lenneberg 1967）、脳波異常が治療され消失すれば発話が促される可能性がある。それと同時に、LKS の患者の多くが言語回復する際に、何年も失語状態が続いたにもかかわらず、言語だけでなく知的能力などの他の機能も同時にビッグ・バン的回復（急速なスピードで複数機能が向上する）が生じ、健常者となることも稀ではない。ここから言えることは、臨界期以前に言語インプットが適切に処理され内言語が確立されれば、その後はまさに短期間に劇的な回復を遂げる可能性があるということである。

　また、LKS 児が内言語の機能を持ち併せており、臨界期内に言語インプットを確実に入れる必要性があることを考慮すると、発達療法で用いられる人工的なジェスチャーや絵などの人造的コミュニケーションよりも、親や養育者、療育者や友達との自然な環境のもとでコミュニケーションをとることが望ましいと推測できる。LKS 児の中には、抗てんかん薬治療を受ければ、発話能力は乏しいながらも言語理解能力が回復する子どもがおり、このことは外在化を伴わない内言語が LKS 児に確実に存在することを示している。したがって、自然な言語インプットを

増やせば、LKS児に良い刺激となり、これにより言語理解がますます促進されると考えられる。しかしここで気をつけなければならないことは、LKS児にとって、周波数時間特性解析システムや音韻ネットワークのシステム（第3章と第4章を参照のこと）が回復する前は、適切な音声を伴う複雑な思考はできにくいため、LKS児に話しかけるときは、自然言語の文脈ながらも、はっきりとした発声、発音をしながら、簡単で短い文を用いることが推奨される。

　またLKS児に特徴的な言語的側面として、語彙獲得の問題があり、特に名詞の理解と獲得が不得手である（Chapman et al. 1998）。このことから、療育で頻繁に行われる名詞獲得のための機械的な言語訓練などは効果が出にくく、LKS児にとっても苦痛以外の何物でもないと想定できる。むしろLKS児が対人関係における情動的な交流を自然に遂行できることに着目し、まずは、例えば形容詞や形容動詞を含む感情表現を適切な場面で使用しながら、自然なコミュニケーションにつなげていくほうが望ましいのではないだろうか。このように感情表現を積極的に用いることは、海馬による記憶を促進する働きのある情動と深い関係がある扁桃核を刺激することにもなり、感情を体や声の調子などのノンバーバルな形で示すだけでなく、言葉により共有し合うことで、より共感を持った感情表現が可能となる。この事実をLKS児に気づかせれば、名詞を含む語彙獲得への意欲を刺激する結果に結び付くのではなかろうか。

　以上の点を踏まえた我々の提言は、語彙獲得については外国語習得理論を応用し、強い動機付けのある状況やトピックを用いながら、以下にも触れる、知的障害児への感覚教育法として生み出されたモンテッソーリ教育（Montessori education または the Montessori method）の熟練者による個別指導が望ましいのではないかと考える[1]。要するに、発達のスピー

1）　日本ではもっぱら幼児向けの英才教育の方法として知られているが、元々は、医師としてイタリア（ローマ）の精神病院で働いていたマリア・モンテッソーリ（Maria Montessori）によって、知的障害児のための効果的な感覚教育法として

ドが遅い精神遅滞児や、名詞や決まり文句、表現を忠実に再現できる
ASD児などとは一線を画し、「心の理論」や内言語を持ち併せるものの、
発話に主な問題を抱えるLKS児への教育は、他の障害児とは異なる十
分な配慮が必要なのである。

(2) 望まれる療育・教育体制

　個人指導が望ましいと思われる理由として、LKS児がてんかんによ
る脳波異常により、他者との言語を含む「共鳴作用」が起こりにくく
なっていることがある。言語のみならず行動についても、共鳴、言い換
えれば、「無意識の自発的真似」がしにくい状況で、通常の学校教育に
おける集団教育が極めて困難であると考えられる。周りを真似て行動を
共にしなければならない集団主義的教育を強制することはむしろ逆効果
になる危険性もあろう。要するに、集団での行動で無理に真似ることを
強要しても、LKS児は自然に共鳴することができず、彼らの複雑な感
情や認知にはよい刺激となり得ない可能性がある。
　発達障害児の「療育」を目的とした行動療法についての問題を論じる
際に、小西（2011）が指摘している通り、行動療法は言語能力に乏しい
重症自閉症児に対してある程度有意義とは認められるものの、アスペル
ガー症候群の自閉症児や言語獲得過程にいる発達障害児には注意を要す
ると言う。行動療法の機械的訓練は、障害児や親、療育者への負担とな
り、特に子どもの感情に否定的な影響を及ぼすとされ、内言語を有する
ものの言語音聴覚失認状態にあり、十分な発話ができないLKS児につ

　20世紀初頭に考案、開発された（詳しくはMontessori 1912を参照のこと）。モ
ンテッソーリの感覚教育法を基底に、遊びとジャン・ピアジェ（Jean Piaget）の
「認知発達段階説」（Piaget 1950）を取り入れた療育の具体的実践例に関しては
福田（2017）などを参照のこと。なお、LKS児の教育にとって一対一の個別指
導（または少人数クラス指導）が望ましいことに関しては、Van Slyke（2002）
などを参照されたい。

いても同様のことが当てはまると考えられる。

　加えて、てんかんと代謝異常による体調不良、CSWS による睡眠時の
てんかん波による睡眠障害などを併発することを考えると、まずは、
LKS 児が脳波異常という根源的な疾病を抱え、健康状態が思わしくな
いことを念頭におき、子どもの体調に合わせて、無理のない範囲で療育
や特別支援教育に関わらせるべきである。具体的には、体調のよい時に
は集団活動に参加しながら社会体験を増やしていき、体調が思わしくな
い時は無理をさせないことが、LKS 児の学校・社会への不適応を含む
二次障害を防ぐ手立てになるのではないだろうか。また、LKS 児の言
語的・認知的発達過程の複雑さにより、LKS 児自身のみならず親・養
育者は極度のフラストレーションを抱きやすいため、できるだけストレ
スのない環境を提供することが肝要である。言語学者、医師、療育者、
教育者、LKS 児を持つ親・養育者が、より良い教育環境を協同して速
やかに創設することが強く望まれる（Gordon 1990 を参照のこと）。しかし
残念ながら、LKS 児に運用可能な確固たる療育法は現段階では存在せ
ず（Jansing 2007 と関連文献を参照のこと）[2]、LKS 児のための教育機関も存
在しない（Penn et al. 1990 などを参照のこと）。

　そこで、少なくともてんかん発作、脳波異常、代謝異常などの疾患が
減衰してくるまでは、特に、早期 LKS 児にとっての理想的な教育状況
である一対一でのやり取りを用い、感覚を通して徐々に認知機能、認知
能力を高めていくのが効果的ではないかと考える。また、LKS 児は基
本的には他者との社会的コミュニケーションに興味を持っており、心の

2）　しかしながら、Hurley & Hurley（2009）は LKS 患者の聴覚機能の矯正につい
　てのケーススタディを報告しており、2 つの異なる聴覚トレーニングプログラム
　（Fast ForWord® and dichotic interaural intensity difference（DIID）training）を
　使用し患者の聴覚システムが改善したことは、「中心的聴覚神経システムの可塑
　性」の存在があるということを示し、かつ、LKS 患者に実現性のある聴覚矯正
　セラピーを提供できることを意味していると述べている。詳しくは Hurley &
　Hurley（2009）を参照のこと。

理論を含む語用論的能力を保持していることを考慮すると、ノン・バーバル・コミュニケーションのレベルでの共鳴を少しずつ刺激、促進するように関わりながら、言語を含む認知機能、認知能力の回復、発達を目指すマンツーマンによる教育を地道に行い、他者とのバーバル・コミュニケーション実現に向けてコミュニケーションの意欲を促進させることを主眼とし、集団生活に徐々に導くような取り組みが必要であろう。具体的には、既に上述した通り、知的障害児に対する感覚教育法として知られるモンテッソーリ教育などを応用し、LKS児特有の指導法を考案する必要があるのではないだろうか。

結　論
（本書のまとめと提言）

　本書は、いわゆるランドー・クレフナー症候群（LKS）（Landau & Kleff-ner 1957）を内言語と臨界期の観点から探究し、母語獲得の臨界期仮説、及び心と言語のモジュール性を証明する現象として注目に値することを力説してきた。言語のモジュール性については、Hickok & Poeppel（2007）による発話処理に関する二重経路発話処理モデルを用いて、LKSによる言語障害の背後に隠れている言語メカニズムを提案してきたが、我々が命名した「早期LKS（early LKS）」という現象が、LKS児とASD/AR児とを識別するためのカギとなることも併せて論じてきた。

　医学的見地からは、3つの弁別要因（リスクマーカー）を挙げ、①顕在的または非顕在的てんかん発作がベンゾジアゼピン系などの抗てんかん薬1種類でも比較的コントロール可能な傾向にあるかどうか、②ノンレム睡眠時に側頭葉（またはシルヴィウス溝近傍）にCSWSを含む脳波異常があるかどうか、また、それが15歳くらいまでに消失するか、③心の理論を含む語用論的能力がある程度正常に発達しているかどうか、を判別のための指標として、莫大なASD人口からLKS児を識別する重要性を強調した。

　この数十年で自閉症児の数が激増している（鷲見2015とその引用文献を参照のこと）ことに鑑みると、早期の言語障害とそれに伴う認知機能不全を持つ子どもの中に、早期LKS児が含まれている可能性も十分考えられ、把握している以上に早期LKS児が存在しているとも推測できる。つまり、早期LKSに見られる言語発達機能不全と、生まれつきの言語発達障害とを混同している可能性があり、この根底にはLKS児が

ASD／AR 児に見られる認知機能や運動機能の発達不全を伴うことが最大の理由なのである。加えて、変わりつつある LKS の定義が一般の医療者に周知されておらず情報共有がない（Stefanatos 2011）ことも、誤診を引き起こす不運な背景の１つであろう。一刻も早く LKS に特徴的な脳波異常が正確に検知され、適切な抗てんかん薬でてんかん発作がコントロールされることが、言語回復のための医療介入の第一歩となる。

　次に、言語学的見地から、LKS における言語音聴覚失認と発話喪失の背後にある言語メカニズムを Hickok & Poeppel（2007）の二重経路発話処理モデルで分析した結果、適切な抗てんかん薬で脳波異常を除去したり、臨界期以前に言語インプットを内部に取り込みながらしっかりと内言語を確立させる重要性についても詳説した。臨界期仮説の観点からすると、臨界期の終わりまでに言語インプットが適切に処理され、つまり内言語を確立させられれば、理論上は言語回復が臨界期を過ぎたとしても可能となる。

　さらに、LKS 児が抱える母語の語彙獲得におけるインプットの問題や、内言語を外在化する問題を解決するために、非侵襲的医療介入のプロトコールとして、tDCS の LKS 治療への適用を提案した。具体的には、Hickok & Poeppel（2007）の二重経路発話処理モデルを基に、第 4 章の表 4-1（p. 118）にまとめた通り、LKS 患者の回復パターンに従い、大脳皮質の言語ネットワーク関連部位に tDCS を適用する医療介入についての仮説を提示した。また LKS は、脳波異常が最大の敵であり、言語障害やそれに付随して起こる認知・行動障害はあくまで二次的な付帯徴候であるため、tDCS を適切に脳の関連領域に適用し、神経機能不全や神経機能崩壊を解決できれば、言語機能のみならず他の認知的かつ感覚・運動的機能も同時に回復できる可能性があるとの見解も示した。

　このように、早期 LKS 児の ASD／AR 児からの識別と適切な抗てんかん薬投与による脳波異常のコントロールという内的医療介入に加え、機能不全にある神経回路への tDCS を用いた刺激という外的医療介入を

提案したが、この効果については、今後臨床研究などにより精査されることを期待したい。

　加えて、早期 LKS 児が LKS から回復し内言語を外在化し始めた後に、どのような言語的、認知的発達のパターンを取るのかを注意深く観察し分析することが極めて重要である。これは、レネバーグの母語獲得における臨界期仮説や、チョムスキーの心と言語のモジュール性の仮説への経験的、実証的な証拠を提供する可能性を秘めているなど、生物言語学的価値を有していることに加え、発達科学の観点からも貴重な資料になり得る。

　最後に最も大切な点として、「ボトムアップ」と「トップダウン」の双方向から様々な分野の研究者たちが組織的に連携し、LKS を分析していく重要性を強調したい。LKS に対するボトムアップのアプローチは医学の分野で広汎に実践され、患者から LKS の関連データを広く蓄積してきたことは、本書で紹介した数多くの引用文献からも明らかであるが、一方で、LKS に対するトップダウン的アプローチは今までのところほとんど見られず、こここそが生物言語学が重大な役割を果たし多大な貢献を実現し得る部分である。つまり、生物言語学者が生物学と言語学に照らし、言語とそれに関連する認知機能に対し理論的モデルを提供し、それをもとに、医療者が臨床的に実証していくというアプローチが、言語理解と発話という複雑な現象を解明するために必要なことではないだろうか。その意味でも、本書が（早期）LKS 児の発見とこの疾患の真の原因と治療を探究し、ひいては脳における言語とその他の認知機能の背後にあるメカニズムを解明すべく、親や養育者を含め、言語学者、生物学者、認知神経学者、医師、言語聴覚士（ST）、作業療法士（OT）、理学療法士（PT）、言語教育者などの専門家同士の協同が促進されることが重要である。

　最後に、LKS の発見者であり命名者である、Landau（1992: 353）の言葉を借りて本論考の結びとしたい。

「シルダー病（Schilder's disease）が今や知識人の間で副腎白質ジストロフィーと呼ばれているように、Frank Kleffner と私は、次世代の小児神経学者たちにより、組織だった研究のための努力が費やされ、我々の名前がこの疾患に使用されなくなることを望む」

　ランドーとクレフナーのこの壮大な夢が、トップダウンとボトムアップの双方向からの試みと努力を結集し、近い将来必ずや現実のものとなることを期待する。

あとがき

　本書は、主に名著 *Biological Foundations of Language*（Lenneberg, 1967）
で展開されたレネバーグの生物言語学的理論を基に、新たな仮説を構築
し、人間の言語の謎を解明する一端となること、さらには言語障害に苦
しむ人々の一助になることを切望し、上梓されたものである。

　エリック・H・レネバーグは、ユダヤ系ドイツ人としてデュッセルド
ルフに生まれたが、ナチスの迫害を逃れるためアメリカに渡り、シカゴ
大学を卒業後、ハーバード大学で言語学と心理学で博士号を取得した。
その後、シカゴ大学やハーバード大学、ミシガン大学、コーネル大学、
ハーバード大学医学部、ミシガン大学医学部などで、心理学と神経生物
学の教授として活躍し、言語学者である同時に神経学者として、言語障
害から言語進化に至るまで、多分野横断的で広範な知識と時代を先取り
する斬新な発想を有する、正に生物言語学のパイオニア的存在であった。
しかしながら、読者はなぜ、半世紀前の"古い"過去の言語理論を今さ
らここで持ち出したのかと訝しく思われるかもしれない。

　生物言語学という分野は、1950 年代の「認知革命」（Miller 2003 参照）
から始まったと言われるが、言語を人間の脳が生み出す生物学的対象物
と捉える考え方のルーツを探ると、先述の通り、ポール・ブローカまで
遡ることになる。しかし、言語学、生物学、医学・生理学を背景に、言
語の生物学的基礎に関して本格的に体系化した理論を最初に提示したの

はレネバーグであったと言える。Boeckx & Longa（2011）でも指摘している通り、彼の理論が時代を先取りし斬新過ぎるものだったため、当時はその真価が正当に評価されなかったのである。現在では、せいぜい言語獲得の「臨界期」の問題に触れられる時や、生成文法を生物言語学の中に位置付けようとする際にレネバーグの名前が引用される程度の認知度で、これではあまりに過小評価されていると言わざるを得ない。

　（言語の）認知神経科学は、その後、脳構造と脳機能の可視化技術の進歩に伴って目覚ましく進展し、チョムスキーの生成文法を中心とする形式的な理論言語学の研究も大きく進展したことによって、それらの流れがここにきてようやく Lenneberg（1967）と本当の意味で合流可能になった印象を拭い得ない。しかし現在のスタンダードからしても、一人の研究者が、医学・生理学、生物学（遺伝と進化）、言語学、心理学などの多岐にわたる学問分野からの総合的見地で、言語の生物学的基盤についてこれほどまでに詳細、かつ、ハイレベルな論考を1冊の本としてまとめることは至難の業であり、いかにレネバーグが天才であったかを思い知らされる。残念なことに、レネバーグの考え方が「臨界期仮説」を除いてほとんど知られていない理由として、その本が多分野にわたる学際的な内容であったため、ある特定の分野の研究者が一人で全てを理解することが極めて難しかったということに加え、レネバーグが当該著作出版のわずか8年後の1975年に53歳という若さで突然病死してしまったことも挙げられる。

　かく言う我々も、偉人エリック・レネバーグの真価を知らしめられたのは、まさに偶然であった。言語研究、言語教育の専門家として、これまで具体的な言語を分析し、教育してきた我々であったが、「人間にとって言語とは何か。人間はいかにして言語を獲得するのか」という根本命題は、学者として、また私ども個人として何としても解き明かしたい壮大な目標であった。しかしこれは我々にとって、登山初心者がエベ

レストに登頂するかのようなとてつもない大きな壁でもあり、まずは臨界期仮説をもう一度一から学び直そうと、50年以上も前に出版された名著 *Biological Foundations of Language* を手にした。無論、理論言語学、第二言語習得を専門とする我々は、彼のこの仮説を一通り理解していたつもりであったが、丁寧に読み進めると、臨界期仮説に留まらない膨大な知識量、現在にも通用する最先端の科学的見地と啓示的とも言える学問的センスに満ちあふれ、その卓抜した学術的価値に圧倒された。と同時に、内言語の概念を生物学的観点から誰よりも先んじて提唱し、MRI、PET などの最新のニューロイメージング装置どころか、全うな脳波検査装置も整っていたとは言い難い 50年以上も前に、脳波律動や共鳴理論を打ち出したものの、先述の理由から、その真価が世の中に十分認知されていたとは言い難いと感じた。くしくも古本サイトから取り寄せたその本には、アメリカの州立大学の図書館の印が押され、図書館からもその著書が処分されたという現実に、ただただ無念さを感じ、何としてもこのレガシーとも言える数々の理論をもう一度世に周知することを固く心に誓ったのである。言い換えれば、レネバーグ礼賛が本書の1つの目的であったと言っても過言ではない。

　さらに、言語の謎に挑む科学者としての偉業のみならず、言語障害に苦しむ弱き人々への温かい姿勢を発見し、人間エリック・レネバーグに惹かれていった。その高潔な人間性を表す逸話が残されている。両親の養育放棄により 13歳で発見されるまで、自宅の一室で監禁され母語を話すことができなかった少女ジニー（p. 66 のコラム④を参照）を対象とした、言語獲得、臨界期解明のための研究に参加することを頑として拒んだと言う。彼の臨界期仮説をまさに証明してくれる恰好の生き証人であるにもかかわらず参加しなかったのは、おそらくレネバーグは、虐待により深く傷つき母語獲得さえもできずにいたこの不幸な子どもに、実験というさらなる追い打ちはかけられない、と考えたのであろう。そして、研究対象であった知的障害者に対する彼の献身的姿勢は、著書の冒

頭部分で次のように書き示されている。

"A particularly promising approach seems to be the systematic evaluation of patients with various deficits, especially the deaf and the mentally retarded. Modern advances in technology and methodology in behavior research are likely to lead to new knowledge about language function, and thus the patients whose misfortune serves as source material for new studies may, hopefully, eventually profit from the new advances in our understanding of language."

(Lenneberg 1967: p.viii)

今後特に有望とされるアプローチは、様々な欠陥を抱えた患者、特にろう者や知的障害者を組織的に精査していくことである。行動学の研究において、先端の技術や手法は、言語の機能に関する新たな知識を導きだしていくだろう。そうして、不幸にも障害者となりこの新たな研究のための材料として用いられることになる患者たちが、我々の研究によって言語に対する理解がさらに進み、最終的に恩恵を受けるようになることを願う。

(筆者訳)

　彼の名著は、生物言語学の基礎となる先見性に満ちた科学的見地を我々に与えてくれただけでなく、不運という理由だけで世の中の中心に存在し得ない人々への献身の賜物なのである。人間の様々な謎を解明し真実を究明するには、その中心から離れざるを得ない周辺部に属する人々、つまり障害を抱えた人々の特性から学ぶ必要があると、レネバーグはその当時から直感していたのである。障害を持つ人々の存在があって初めて、健常者の特性が明らかになるという現実を悟るとともに、研究者が彼らを単なる研究対象としてしか見ない状況に警鐘を鳴らし、あくまで科学の発展は弱き人々の救済のためにあるべきとの姿勢を示した点からも、礼賛されてしかるべき存在なのではないだろうか。

　そして、臨界期を過ぎ発見されたジニーはまさに彼の臨界期仮説の示す通り、不幸にも言語を発達させることはできなかったが、現代のジニーとも言うべき莫大な数の潜在的 LKS 児たちが、時代を超えて本書

で掲げたレネバーグの諸理論により一日も早く救われるよう、切望して
やまない。

　本書の執筆と出版にあたり、多くの方々にお世話になった。まず長野
保健医療大学健康科学部リハビリテーション学科特任教授（障害科学博
士）の福田恵美子先生には、本書の基礎となった生物言語学の国際学術
誌 Biolinguistics に掲載された拙論に目を通していただき、医療に従事す
る日本の専門家に対し日本語で出版することを強く勧めていただいた。
先生のお言葉がなかったらそもそも本書は存在していなかっただろう。
心より感謝申し上げたい。また慶應義塾大学出版会の上村和馬氏と西岡
利延子氏には、本書の企画段階から貴重なご助言と激励を頂戴した。特
に西岡氏には校正の段階で多岐にわたる詳細かつ大変貴重な編集上のご
助言をいただいた。この場をお借りして心より感謝申し上げる次第であ
る。なお、本書の出版は令和元（2019）年度科学研究費助成事業研究成
果公開促進費（学術図書）（課題番号 19HP5058　代表者　星）の助成を受
けたものである。

　　　　　　　　　2019 年秋
　　　　　　　　　寓居にて、バラ Parole が咲く庭を眺めながら

　　　　　　　　　　　　　　　　　　　星　浩司　宮里恭子

引用・参考文献

Adrian, Edgar Douglas. 1937. Synchronized reactions in the optic ganglion of *Dytiscus*. *Journal of Physiology* 91, 66–89.

Ansink, Bernard Jan Johannes, Herman Sarphatie & Henry Richard van Dongen. 1989. The Landau-Kleffner syndrome—Case report and theoretical considerations. *Neuropediatrics* 20, 170–172.

Aristotle. 1938. *On Interpretation*［translated by Harold P. Cook］. Cambridge, MA: Harvard University Press.

Arle, Jeffrey & Jay Shils（eds.）. 2017. *Innovative Neuromodulation*. London: Academic Press.

鮎澤聡・松村明. 2017.「ニューロモデュレーションの現状と展望」『脳外誌』26, 864–872.

Baird, Gillian, Richard O Robinson, Stuart Boyd & Tony Charman. 2006. Sleep electroencephalograms in young children with autism with and without regression. *Developmental Medicine & Child Neurology* 48, 604–608.

Ballaban-Gil, Karen & Roberto Tuchman. 2000. Epilepsy and epileptiform EEG: Association with autism and language disorders. *Mental Retardation and Developmental Disabilities Research Reviews* 6, 300–308.

Baron-Cohen, Simon. 1995. *Mindblindness: An Essay on Autism and Theory of Mind*. Cambridge, MA: MIT Press.

Baron-Cohen, Simon. 1998. Does the study of autism justify minimalist innate modularity? *Learning & Individual Differences* 10, 179–191.

Baron-Cohen, Simon, Michael Lombardo & Helen Tager-Flusberg（eds.）. 2013. *Understanding Other Minds: Perspectives from Developmental Social Neuroscience*. Oxford: Oxford University Press.

Bear, Mark F., Barry W. Connors & Michael A. Paradiso. 2007. *Neuroscience: Exploring the brain*. Lippincott Williams &Wilkins/Wolters Kluwer Health.

Belin, Pascal, Robert J. Zatorre, Philippe Lafaille, Pierre Ahad & Bruce Pike. 2000. Voice-selective areas in human auditory cortex. *Nature* 403, 309–312.

Bellugi, Ursula, Amy Bihrle, Terry Jernigan, Doris Trauner & Sally Doherty. 1990. Neuropsychological, neurological, and neuroanatomical profile of Williams syndrome. *American Journal of Medical Genetics Supplement* 6, 115–125.

Benasich, April A., Zhenkun Gou, Naseem Choudhury & Kenneth D. Harris. 2008. Early cognitive and language skills are linked to resting frontal gamma power across the first 3 years. *Behavioural Brain Research* 195, 215–222.

Benitez-Burraco, Antonio. 2013. Genetics of language: Roots of specific language deficits. In

Cedric Boeckx & Kleanthes K. Grohmann (eds.), *The Cambridge Handbook of Biolinguistics*, 375–412. Cambridge: Cambridge University Press.

Benítez-Burraco, Antonio. 2016. A biolinguistic approach to language disorders: towards a paradigm shift in clinical linguistics. In Koji Fujita & Cedric Boeckx (eds.), *Advances in Biolinguistics: The Human Language Faculty and Its Biological Basis*, 256–271. London: Routledge.

Benítez-Burraco, Antonio & Cedric Boeckx. 2014a. Universal grammar and biological variation: An evodevo agenda for comparative biolinguistics. *Biological Theory* 9, 122–134.

Benítez-Burraco, Antonio & Cedric Boeckx. 2014b. Language disorders and language evolution: Constraints on hypothesis. *Biological Theory* 9, 269–274.

Benítez-Burraco, Antonio & Elliot Murphy. 2016. The oscillopathic nature of language deficits in autism: From genes to language evolution. *Frontiers in Human Neuroscience* 10, Article 120.

Berwick, Robert C. & Noam Chomsky. 2016. *Why Only Us: Language and Evolution.* Cambridge, MA: MIT Press.（渡会圭子［訳］. 2017.『チョムスキー言語学講義――言語はいかにして進化したか』筑摩書房）

Bickerton, Derek. 1990. *Language & Species.* Chicago: The University of Chicago Press.（筧壽雄［監訳］. 1998.『ことばの進化論』勁草書房）

Billard, Catherine, Joel Fluss & Florence Pinton. 2009. Specific language impairment versus Landau-Kleffner syndrome. *Epilepsia* 50 (Suppl. 7), 21–24.

Bishop, Dorothy V.M. 1982. Comprehension of spoken, written and signed sentences in childhood language disorders. *Journal of Child Psychology and Psychiatry* 23, 1–20.

Bishop, Dorothy V. M. 1985. Age of onset and outcome in 'acquired aphasia with convulsive disorder' (Landau-Kleffner syndrome). *Developmental Medicine and Child Neurology* 27, 705–12.

Bishop, Dorothy V. M. 2000. Pragmatic language impairment: a correlate of SLI, a distinct subgroup, or part of the autistic continuum? In Dorothy V.M. Bishop & Laurence B. Leonard (eds), *Speech and Language Impairments in Children: Causes, Characteristics, Intervention and Outcome*, 99–113. London/New York: Routledge.

Bludau, Sebastian, Simon B. Eickhoff, Hartmut Mohlberg, Svenja Caspers, Angela R. Laird, Peter T. Fox, Axel Schleicher, Karl Zilles & Katrin Amunts. 2014. Cytoarchitecture, probability maps and functions of the human frontal pole. *NeuroImage* 93, 260–275.

Boeckx, Cedric. 2010. *Language in Cognition: Uncovering Mental Structures and the Rules Behind Them.* Oxford: Wiley-Blackwell.（水光雅則［訳］. 2012.『言語から認知を探る――ホモ・コンビナンスの心』岩波書店）

Boeckx, Cedric & Victor M. Longa. 2011. Lenneberg's views on language development and evolution and their relevance for modern biolinguistics. *Biolinguistics* 5, 254–273.

Boeckx, Cedric, Anna Martinez-Alvarez & Evelina Leivada. 2014. The functional neuroanatomy of serial order in language. *Journal of Neurolinguistics* 32, 1–15.

Boeckx, Cedric & Constantina Theofanopoulou. 2014. A multidimensional interdisciplinary framework for linguistics: The lexicon as a case study. *Journal of Cognitive Science* 15, 403–420.

Bouchard, Denis. 2013. *The Nature and Origin of Language*. Oxford: Oxford University Press.

Boyd, Stuart G, Maritza Rivera-Gaxiola, Anthony D Towell, William Harkness & Brian George Richard Neville. 1996. Discrimination of speech sounds in a boy with Landau-Kleffner syndrome: An intraoperative event-related potential study. *Neuropediatrics* 27, 211–215.

Bremer, Fredéric. 1944. L'activité "spontanée" des centres nerveux. *Bulletin de l'Académie royale de Médecine de Belgique* 9, 148–173.

Broca, Paul. 1861. Remarques sur le Siége de la Faculté du Langage Articulé, Suivies d'une Observation d'aphémie (Perte de la Parole). *Bulletin de la Société Anatomique de Paris* 6, 330–357.

Brunoni, Andre Russowsky, Michael A. Nitsche, Nadia Bolognini, Marom Bikson, Tim Wagner, Lotfi Merabet, Dylan J. Edwards, Antoni Valero-Cabre, Alexander Rotenberg, Alvaro Pascual-Leone, Roberta Ferrucci, Alberto Priori, Paulo Sergio Boggio & Felipe Fregni. 2012. Clinical research with transcranial direct current stimulation (tDCS): Challenges and future directions. *Brain Stimulation* 5, 175–195.

Buzsáki, György. 2006. *Rhythms of the Brain*. Oxford: Oxford University Press.

Buzsáki, György & Brendon O. Watson. 2012. Brain rhythms and neural syntax: Implications for efficient coding of cognitive content and neuropsychiatric disease. *Dialogues in Clinical Neuroscience* 14, 345–367.

Campos, José Guevara & Lucia González de Guevara. 2007. Landau-Kleffner syndrome. *Journal of Pediatric Neurology* 5, 93–99.

Catani, Marco & Marsel Mesulam. 2008a. What is a disconnection syndrome? *Cortex* 44, 911–913.

Catani, Marco & Marsel Mesulam. 2008b. The arcuate fasciculus and the disconnection theme in language and aphasia: History and current state. *Cortex* 44, 953–961.

Chapman, Tammy, Melissa Stormont & Rebecca McCathren. 1998. What every educator should know about Landau-Kleffner syndrome. *Focus on Autism and Other Developmental Disabilities* 13, 39–44.

Chesters, Jennifer, Riikka Möttönen & Kate E. Watkins. 2018. Transcranial direct current stimulation over left inferior frontal cortex improves speech fluency in adults who stutter. *Brain* 141, 1161–1171.

Chomsky, Carol. 1986. Analytic study of the Tadoma method: Language abilities of three deaf-blind subjects. *Journal of Speech and Hearing Research* 29, 332–347.

Chomsky, Noam. 1965. *Aspects of the Theory of Syntax*. Cambridge, MA: MIT Press.（安井稔［訳］. 1970.『文法理論の諸相』研究社）

Chomsky, Noam. 1980/2005. *Rules and Representations*. New York: Columbia University Press.（井上和子・神尾昭雄・西山佑司［訳］. 1984.『ことばと認識——文法からみた人間知性』大修館書店）

Chomsky, Noam. 1981. *Lectures on Government and Binding*. Dordrecht: Foris.（安井稔・原口庄輔［訳］. 1986.『統率・束縛理論』研究社）

Chomsky, Noam. 1984. *Modular Approaches to the Study of the Mind*. San Diego, CA: San Diego State University Press.

Chomsky, Noam. 1986. *Knowledge of Language: Its Nature, Origin and Use*. New York: Praeger.

Chomsky, Noam. 1995. *The Minimalist Program*. Cambridge, MA: MIT Press.（外池滋生・大石正幸［監訳］. 1998.『ミニマリスト・プログラム』翔泳社）

Chomsky, Noam. 2004a. *The Generative Enterprise Revisited: Discussions with Riny Huybregts, Henk van Riemsdijk, Naoki Fukui and Mihoko Zushi*. Berlin: Mouton de Gruyter.（福井直樹・辻子美保子［訳］. 2003.『生成文法の企て』岩波書店）

Chomsky, Noam. 2004b. Beyond explanatory adequacy. In Adriana Belletti（ed.）, *Structures and Beyond*, 104–131. Oxford: Oxford University Press.

Chomsky, Noam. 2005. Three factors in language design. *Linguistic Inquiry* 36, 1–22.

Chomsky, Noam. 2010. Some simple evo devo theses: How true might they be for language? In Richard K. Larson, Vivian Déprez & Hiroko Yamakido（eds.）, *The Evolution of Human Language: Biolinguistic Perspectives*, 45–62. Cambridge: Cambridge University Press.

Chomsky, Noam. 2013. Problems of projection. *Lingua* 130, 33–49.

Chomsky, Noam. 2016. *What Kind of Creatures Are We?* New York: Columbia University Press.（福井直樹・辻子美保子［編訳］. 2015.『我々はどのような生き物なのか——ソフィア・レクチャーズ』岩波書店）

Chomsky, Noam. 2017a. The language capacity: Architecture and evolution. *Psychonomic Bulletin & Review* 24, 200–203.

Chomsky, Noam. 2017b. Language architecture and its import for evolution. *Neuroscience and Biobehavioral Reviews*. doi:10.1016/j.neubiorev.2017.01.053.

Crain, Stephen, Loes Koring & Rosalind Thornton. 2016. Language acquisition from a biolinguistic perspective. *Neuroscience and Biobehavioral Reviews*. doi:10.1016/j.neubiorev.2016.09.004.

Crinion, Jennifer T. 2018. Facilitating fluency in adults who stutter. *Brain* 141, 936–948.

Curtiss, Susan. 1977. *Genie: A Psycholinguistic Study of a Modern Day "Wild Child."* New York: Academic Press.

Curtiss, Susan. 1981. Dissociations between language and cognition: Cases and implications.

Journal of Autism and Developmental Disorders 11, 15–30.

Curtiss, S. 1988. Abnormal language acquisition and grammar: Evidence for the modularity of language. In Larry M. Hyman and Charles N. Li （eds）, *Language, Speech and Mind: Studies in Honour of Victoria A. Fromkin*, 81–102. London and New York: Routledge.

Curtiss, Susan. 2013. Revisiting modularity: Using language as a window to the mind. In Massimo Piattelli-Palmarini & Robert C. Berwick （eds.）, *Rich Languages from Poor Inputs*, 68–90. Oxford: Oxford University Press.

Darwin, Charles. 1859. *On the Origin of Spieces*. London: John Murray.（渡辺政隆 [訳]. 2009.『種の起源（上・下）』光文社）

Darwin, Charles. 1871. *The Descent of Man, and Selection in Relation to Sex*. London: John Murray.（長谷川眞理子 [訳]. 2016.『人間の由来（上・下）』講談社）

DaSilva, Ednéa, A., Diane C. Chungani, Otto Muzik & Harry T. Chungani. 1997. Landau-Kleffner syndrome: metabolic abnormalities in temporal lobe are a common feature. *Journal of Child Neurology* 12, 489–495.

Denes, Gianfranco, Stefano Balliello, Vito Volterra & Anthony Pellegrini. 1986. Oral and written language in a case of childhood phonemic deafness. *Brain and Language* 29, 252–267.

Deonna, Thierry. 1991. Acquired epileptiform aphasia in children （Landau-Kleffner syndrome）. *Journal of Clinical Neurophysiology* 8, 288–298.

Deonna, Thierry. 2000. Acquired epileptic aphasia （AEA） or Landau-Kleffner syndrome: from childhood to adulthood. In Dorothy V.M. Bishop & Laurence B. Leonard （eds）, *Speech and Language Impairments in Children: Causes, Characteristics, Intervention and Outcome*, 261–272. London/New York: Routledge.

Deonna, Thierry, Anne Beaumanoir, François Gaillard & Gil Assal. 1977. Acquired aphasia in childhood with seizure disorder: A heterogeneous syndrome. *Neuropädiatrie* 8, 263–273.

Deonna, Thierry, Anne-Claude Prelaz-Girod, Claire Mayor-Dubois & Eliane Roulet-Perez. 2009. Sign language in Landau-Kleffner syndrome. *Epilepsia* 50, 77–82.

Deonna, Thierry & Eliane Roulet-Perez. 2005. *Cognitive and Behavioural Disorders of Epileptic Origin in Children*. London: Mac Keith Press.

Deonna, Thierry & Eliane Roulet-Perez. 2010. Early-onset acquired epileptic aphasia （Landau-Kleffner syndrome, LKS） and regressive autistic disorders with epileptic EEG abnormalities: The continuing debate. *Brain & Development* 32, 746–752.

Deonna, Thierry & Eliane Roulet-Perez. 2016. *The Epilepsy-Aphasia Spectrum: From Landau-Kleffner Syndrome to Rolandic Epilepsy*. London: Mac Keith Press.

Desal, Soaham Dilip, Dipen Patel, Sheela Bharani & Nikhil Kharod. 2013. Opercular syndrome: A case report and review. *Journal of Pediatric Neurosciences* 8, 123–125.

Dugas, Michel, Christophe-Loïc Gerard, Sylvia Franc & Damle Sagar. 1991. Natural history, course and prognosis of the Landau-Kleffner syndrome. In Isabel Pavão Martins,

Alexander Castro-Caldas, Hugo R. van Dongen & Anne van Hout（eds.）, *Acquired Aphasia in Children: Acquisition and Breakdown of Language in the Developing Brain*, 263–277. Dordrecht: Kluwer Academic Publishers.

Edakawa, Kohtaroh, Takufumi Yanagisawa, Haruhiko Kishima, Ryohei Fukuma, Satoru Oshino, Hui Ming Khoo, Maki Kobayashi, Masataka Tanaka &Toshiki Yoshimine. 2016. Detection of epileptic seizures using phase-amplitude coupling in intracranial electroen-cephalography. *Scientific Reports* 6:25422.

Ekinci, Özalp, Uğur Işik & İsmet Melek. 2012. Landau Kleffner syndrome, electrical status epi-lepticus in sleep and autistic regression: an overview of literature. *Düşünen Adam Psikiyatri ve Nörolojik Bilimler Dergisi* 25, 157–169.

Falcone Brian, Atsushi Wada, Raja Parasuraman & Daniel E. Callan. 2018. Individual differ-ences in learning correlate with modulation of brain activity induced by transcranial direct current stimulation. *PLoS ONE* 13（5）: e0197192.

Faria, Paula, Felipe Fregni, Fernando Sebastião, Ana I. Dias & Alberto Leal. 2012. Feasibility of focal transcranial DC polarization with simultaneous EEG recording: Preliminary assessment in healthy subjects and human epilepsy. *Epilepsy & Behavior* 25, 417–425.

Fernández, Javier Ramirez. 2015. Locality in language and locality in brain oscillatory struc-tures. *Biolinguistics* 9, 74–95.

Fiori, Valentina, Michela Coccia, Chiara V. Marinelli, Veronica Vecchi, Silvia Bonifazi, Maria Gabriella Ceravolo, Leandro Provinciali, Francesco Tomaiuolo & Paola Marangolo. 2011. Transcranial direct current stimulation improves word retrieval in healthy and nonfluent aphasic subjects. *Journal of Cognitive Neuroscience* 23, 2309–2323.

Fitch, W. Tecumseh, Marc D. Hauser, Noam Chomsky. 2005. The evolution of the language fac-ulty: Clarifications and implications. *Cognition* 97, 179–210.

Fodor, Jerry. 1983. *The Modularity of Mind*. Cambridge, MA: MIT Press.

Fowler, Carol A., Donald Shankweiler & Michael Studdert-Kennedy. 2016. "Perception of the speech code" revisited: Speech is alphabetic after all. *Psychological Review* 123, 125–150.

Friederici, Angela D. 2011. The brain basis of language processing: From structure to function. *Physiological Reviews* 91, 1357–1392.

Friederici, Angela D. 2017a. *Language in Our Brain: The Origins of a Uniquely Human Capacity*. Cambridge, MA: MIT Press.

Friederici, Angela D. 2017b. Neurobiology of syntax as the core of human language. *Biolinguistics* 11.SI, 325–337.

藤田耕司 . 2012.「統語演算能力と言語能力の進化」藤田耕司・岡ノ谷一夫（編）『進化言語学の構築――新しい人間科学を目指して』55–75. ひつじ書房 .

Fujita, Koji. 2014. Recursive Merge and human language evolution. In Tom Roeper & Margaret Speas（eds.）, *Recursion: Complexity in cognition*, 243–264.

Fujita, Koji. 2016. On certain fallacies in evolutionary linguistics and how one can eliminate them. In Koji Fujita & Cedric Boeckx (eds.), *Advances in Biolinguistics: The Human Language Faculty and Its Biological Basis*, 141–152. London: Routledge.

藤田耕司・岡ノ谷. 2017.「生物言語学」畠山雄二（編）『最新理論言語学用語辞典』211–251. 朝倉書店.

藤田耕司・松本マスミ. 2005.『語彙範疇（I）動詞』研究社.

藤田耕司・田中伸一・池内正幸. 2018.「最新の言語進化研究と生物言語学の進展」遊佐典昭（編）『言語の獲得・進化・変化：心理言語学、進化言語学、歴史言語学』95–203. 開拓社.

藤原正幸・橋本敬. 2016.「記号コミュニケーション理解のための脳波位相同期ネットワークによる二者間相関解析の提案」『知識共創』16, V12-1–V12-6.

Fujiwara, Masayuki, Takashi Hashimoto, Guanhong Li, Jiro Okuda, Takeshi Konno, Kazuyuki Samejima & Junya Morita. 2018. Chapter 41 Changes in phase synchronization of EEG during development of symbolic communication systems. José M. Delgado-García, Xiaochuan Pan, Raudel Sánchez-Campusano & Rubin Wang (eds.), *Advances in Cognitive Neurodynamics (VI)*, 327–333. Berlin: Springer.

福田恵美子. 2017.『遊びの処方箋』シービーアール.

福迫陽子. 1981.「後天性小児失語症について」『音声言語医学』22, 172–184.

Giraud, Anne-Lise, Andreas Kleinschmidt, David Poeppel, Torben E. Lund, Richard S.J. Frackowiak & Helmut Laufs. 2007. Endogenous cortical rhythms determine cerebral specialization for speech perception and production. *Neuron* 56, 1127–1134.

Gleitman, Lila & Barbara Landau. 2013. Every child an isolate: Nature's experiments in language learning. In Massimo Piattelli-Palmarini & Robert C. Berwick (eds.), *Rich Languages from Poor Inputs*, 91–104. Oxford: Oxford University Press.

Gopnik, Myrna. 1990a. Feature blind grammar and dysphasia. *Nature* 344 (6268), 715.

Gopnik, Myrna. 1990b. Genetic basis of grammar defect. *Nature*. 347 (6281), 26.

Gopnik, Myrna & Martha B. Crago. 1991. Familial aggregation of a developmental language disorder. *Cognition* 39 (1), 1–50.

Gordon, Neil. 1990. Acquired aphasia in childhood: The Landau-Kleffner syndrome. *Developmental Medicine and Child Neurology* 32, 270–274.

Gordon, Neil. 1997. The Landau-Kleffner syndrome: Increased understanding. *Brain & Development* 19, 311–316.

郷路拓也. 2013.「ミニマリストプログラムと言語獲得研究」池内正幸・郷路拓也（編著）『生成言語研究の現在』41–65. ひつじ書房.

Gou, Zhenkun, Naseem Choudhury & April A. Benasich. 2011. Resting frontal gamma power at 16, 24 and 36 months predicts individual differences in language and cognition at 4 and 5 years. *Behavioural Brain Research* 220, 263–270.

Great Ormond Street Hospital. 2010. An introduction to Landau Kleffner syndrome. http://www.gosh.nhs.uk/EasySiteWeb/GatewayLink.aspx?alld=87972 （20 July 2010）.

Grodzinsky, Yosef & Katrin Amunts. 2006. *Broca's Region*. Oxford: Oxford University Press.

秦野悦子. 2001.『ことばの発達入門』大修館書店.

Hauser, Marc D., Noam Chomsky & W. Tecumseh Fitch. 2002. The faculty of language: What is it, who has it, and how did it evolve? *Science* 298, 1569–1579.

Helmstaedter, Christoph, Martin Kurthen, Silke Lux, Markus Reuber & Christian Erich Elger. 2003. Chronic epilepsy and cognition: A longitudinal study in temporal lobe epilepsy. *Annals of Neurology* 54, 425–432.

Hickok, Gregory. 2009. The functional neuroanatomy of language. *Physics of Life Reviews* 6, 121–143.

Hickok, Gregory. 2012. Computational neuroanatomy of speech production. *Nature Reviews Neuroscience* 13, 135–145.

Hickok, Gregory, John Houde & Feng Rong. 2011. Sensorimotor integration in speech processing: Computational basis and neural organization. *Neuron* 69, 407–422.

Hickok, Gregory & David Poeppel. 2007. The cortical organization of speech processing. *Nature Reviews Neuroscience* 8, 393–402.

平岩里佳・重松秀夫・渡辺雅子・船越昭宏・渡辺裕貴・森川建基・藤原建樹・八木和一. 1997.「脳磁図による電流源解析を行った Landau-Kleffner 症候群の 2 症例」『てんかん研究』15, 140–145.

Hirsch, Edouard, Maria Paola Valenti, Gabrielle Rudolf, Caroline Seegmuller, Anne de Saint Martin, Pierre Maquet, Norma Wioland, Marie-Noëlle Metz-Lutz, Christian Marescaux & Alexis Arzimanoglou. 2006. Landau-Kleffner syndrome is not an eponymic badge of ignorance. *Epilepsy Research* 70, 239–247.

Holst, Erich von. 1937. Vom Wesen der Ordnung im Zentralnervensystem. *Naturwissenschaften* 25, 625–631, 641–647.

Honbolygó, Ferenc, Valéria Csépe, Gergely Sárközy & Rozália Kálámnchey. 2005. Segmental and suprasegmental speech processing in a child with Landau-Kleffner syndrome. *Proceedings of ISCA Workshop on Plasticity in Speech Perception* （PSP 2005）, 77–80.

本庄巌（編著）. 1997.『脳からみた言語――脳機能画像による医学的アプローチ』中山書店.

Hoshi, Koji. 2017. Lenneberg's contributions to the biology of language and child aphasiology: Resonation and brain rhythmicity as key mechanisms. *Biolinguistics* 11.SI, 83–113.

Hoshi, Koji. 2018. Merge and labeling as descent with modification of categorization: A neo-Lennebergian approach. *Biolinguistics* 12, 39–54.

Hoshi, Koji & Kyoko Miyazato. 2016. Architecure of human language from the perspective of a case of childhood aphasia—Landau-Kleffner syndrome. *Biolinguistics* 10, 136–196.

星野仁彦・渡部康・横山富士男・遠藤正俊・金子元久・八島裕子・熊代永 . 1986. 「退行型経過をたどる自閉症児の臨床的特徴」『精神医学』28、629-640.

Hummel, Friedhelm C. & Leonardo G. Cohen. 2006. Non-invasive brain stimulation: A new strategy to improve neurorehabiliation after stroke? *Lancet Neurology* 5, 708-712.

Hurley, Annette & Raymond M. Hurley. 2009. Auditory remediation for a patient with Landau-Kleffner syndrome: A case study. *Journal of Educational Audiology* 15, 74-83.

池内正幸 . 2010. 『ひとのことばの起源と進化』開拓社 .

今井邦彦（編）. 1979. 『言語障害と言語理論』大修館書店 .

石井高明 . 1971. 「幼児自閉症の診断と治療」『日本医事新報』2459, 27.

岩田誠 . 1996. 『脳とことば——言語の神経機構』共立出版 .

Jackendoff, Ray. 1996. How language helps us think. *Pragmatics and Cognition* 4, 1-34.

Jansing, Stefanie. 2007. *Acquired Childhood Aphasia with Focus on Landau-Kleffner Syndrome*. GRIN Verlag.

Jayakar, Prasanna B. & Shashi S. Seshia. 1991. Electrical status epilepticus during slow-wave sleep: A review. *Journal of Clinical Neurophysiology* 8, 299-311.

Jefferys, John G.R. 2010. Advances in understanding basic mechanisms of epilepsy and seizures. *Seizure* 19, 638-646.

Johnson, Chris Plauché, Scott M. Myers & the Council on Children With Disabilities. 2007. Identification and evaluation of children with Autism Spectrum Disorders. *Pediatrics* 120, 1183-1215.

加我牧子 . 1997. 「ことばと聞こえの障害」高倉公朋・宮本忠雄（監修）高橋徹・設楽信行・水輝夫（編）『失語症からみたことばの神経科学』147-155. メジカルビュー社.

Kaga, Makiko. 1999. Language disorders in Landau-Kleffner syndrome. *Journal of Child Neurology*, 118-122.

加我牧子 . 2000. 「幼小児の聴覚失認——Landau-Kleffner 症候群とヘルペス脳炎後遺症」加我君孝（編）『中枢性聴覚障害の基礎と臨床』90-94. 金原出版.

加我牧子 . 2011. 「ランドー・クレフナー症候群」『臨床精神医学』40, 325-327.

Kaga, Makiko, Masumi Inagaki & Reiko Ohta. 2014. Epidemiological study of Landau-Kleffner syndrome（LKS）in Japan. *Brain & Development* 36, 284-286.

Kambanaros, Maria & Kleanthes K. Grohmann. 2017. Linguistic and nonverbal abilities over time in a child case of 22q11 deletion syndrome. *Biolinguistics* 11.SI, 57-81.

Kang, Hoon-Chul, Heung Dong Kim, Young Mok Lee & Si Hoon Han. 2006. Landau-Kleffner syndrome with mitochondrial respiratory chain-complex I deficiency. *Pediatric Neurology* 35, 158-161.

Karmiloff-Smith, Annette. 2009. Nativism versus neuroconstructivism: Rethinking the study of developmental disorders. *Developmental Psychology* 45, 56-63.

Karmiloff-Smith, Annette. 2010. A developmental perspective on modularity. In Britt M. Glatzeder, Vinod Goel & Albrecht von Müller (eds.), *Towards a Theory of Thinking: Building Blocks for a Conceptual Framework*, 179–187. Berlin: Springer.

川原繁人 . 2018. 『ビジュアル音声学』三省堂 .

Kawasaki, Masahiro, Yohei Yamada, Yosuke Ushiku, Eri Miyauchi1 & Yoko Yamaguchi. 2013. Inter-brain synchronization during coordination of speech rhythm in human-to-human social interaction. *Scientific Reports* 3: 1692.

Kim-Dufor, Deok-Hee, Emmanuel Ferragne, Olivier Dufor, Corine Astésano, Jean-Luc Nespoulous. 2012. A novel prosody assessment test: Findings in three cases of Landau-Kleffner syndrome. *Journal of Neurolinguistics* 25, 194–211.

木全未紘・岸上美智代・内田育恵・平山肇・岸本真由子・植田広海・中村有里 . 2014. 「診断に苦慮した Landau-Kleffner 症候群の言語発達の経過」 *Audiology Japan* 57, 78–83.

Kobayashi, Ryuji & Toyohisa Murata. 1998. Setback phenomenon in autism and long-term prognosis. *Acta Psychiatrica Scandinavica* 98, 296–303.

小林武彦 . 2017. 『DNA の 98% は謎──生命の鍵を握る「非コード DNA とは何か」』 講談社 .

小西行郎 . 2011. 『発達障害の子どもを理解する』集英社 .

Korkman, Marit, M L Granström, Kati Appelqvist & Elina Liukkonen. 1998. Neuropsychological characteristics of five children with the Landau-Kleffner syndrome: Dissociation of auditory and phonological discrimination. *Journal of the International Neuropsychological Society* 4, 566–575.

Kossoff, Eric H., Dana Boatman & John M. Freeman. 2003. Landau-Kleffner syndrome responsive to levetiracetam. *Epilepsy & Behavior* 4, 571–575.

Kovelman, Ioulia, Kira Mascho, Louisa Millott, Alyssa Mastic, Bianca Moiseff & Mark H. Shalinsky. 2012. At the rhythm of language: Brain bases of language-related frequency perception in children. *NeuroImage* 60, 673–682.

Kuhl, Patricia K. 1993. Early linguistic experience and phonetic perception: Implications for theories of developmental speech perception. *Journal of Phonetics* 21, 125–139.

栗田広 . 1983. 「幼児自閉症における "退行型現象" の特異性──I 現象の記述と先行因子および早期発達について」『精神医学』25, 953–961.

Lakoff, George. 1987. *Women, Fire, and Dangerous Things: What Categories Reveal about the Mind*. Chicago: The University of Chicago Press. (池上嘉彦・河上誓作 他 [訳]. 1993. 『認知意味論──言語から見た人間の心』紀伊國屋書店)

Landau, William & Frank Kleffner. 1957. Syndrome of acquired aphasia with convulsive disorder in children. *Neurology* 7, 523–530.

Landau, William. 1992. Laudau-Kleffner syndrome: An eponymic badge of ignorance.

Archives of Neurology 49, 353.

Lenneberg, Eric H. 1962. Understanding language without ability to speak: A case report. *Journal of Abnormal and Clinical Psychology* 65, 419–425.

Lenneberg, Eric H. 1967. *Biological Foundations of Language.* New York: Wiley.（佐藤方哉・神尾昭雄［訳］. 1974.『言語の生物学的基礎』大修館書店）

Lenneberg, Eric H. 1969. On explaining language. *Science* 164, 635–643.

Lenneberg, Eric. H. 1975. In search of a dynamic theory of aphasia. In Eric H. Lenneberg & Elizabeth Lenneberg（eds.）, *Foundations of Language Development: A Multidisciplinary Approach*, vol.2, 3–20. New York: Academic Press / Paris: The UNESCO Press.

Levisohn, Paul M. 2004. Electroencephalography findings in autism: Similarities and differences from Landau-Kleffner syndrome. *Seminars in Pediatric Neurology* 11, 218–224.

Liberman, Alvin M. & Ignatius G. Mattingly. 1985. The motor theory of speech perception revised. *Cognition* 21, 1–36.

Lynch, Michael. 2007. The frailty of adaptive hypotheses for the origins of organismal complexity. *PNAS* 104, 8597–8604.

Majerus, Steve, Steven Laureys, Fabienne Collette, Guy Del Fiore, Christian Degueldre, André Luxen, Martial Van der Linden, Pierre Maquet & Marie-Noëlle Metz-Lutz. 2003. Phonological short-term memory networks following recovery from Landau and Kleffner syndrome. *Human Brain Mapping* 19, 133–144.

Mantovani, John F. 2000. Autistic regression and Landau-Kleffner syndrome: progress or confusion? *Developmental Medicine & Child Neurology* 42, 349–353.

Mantovani, John F. & William M. Landau. 1980. Acquired aphasia with convulsive disorder: Course and prognosis. *Neurology* 30, 524–529.

Massa, Rita, Anne de Saint-Martin, Edouard Hirsch, Christian Marescaux, Jacques Motte, Caroline Seegmuller, Catherine Kleitz, Marie-Noëlle Metx-Lutz. 2000. Landau-Kleffner syndrome: Sleep EEG characteristics at onset. *Clinical Neurophysiology* 111（Suppl. 2）, 87–93.

Matas, Carla G., Renata A. Leite, Leticia L. Mansur, Laura M.F.F. Guilhoto & Maria Luiza G. Manreza. 2008. Long-term course of Landau-Kleffner syndrome: Visuo-semantic and auditory aspects of comprehension. *Reviews in the Neurosciences* 16, 67–70.

松井智子. 2010.「心の理論と言語」遊佐典昭（編）『言語と哲学・心理学』249–268. 朝倉書店.

McAllister, Lindy & Phillipa Greathead. 1991. Acquired auditory verbal agnosia—Landau-Kleffner syndrome: Case study. *Australian Journal of Human Communication Disorders* 19, 59–68.

MacNeilage, Peter F. & Barbara L. Davis. 2001. Motor mechanisms in speech ontogeny: phylogenetic, neurobiological and linguistic implications. *Current Opinion in Neurobiology* 11,

696–700.

McVicar, Kathryn A., Karen Ballaban-Gil, Isabelle Rapin, Solomon L. Moshé & Shlomo Shinnar. 2005. Epileptiform EEG abnormalities in children with language regression. *Neurology* 65, 129–131.

Mikati, Mohamad Abdul, Rana M. Kurdi & Alhan N. Shamseddine. 2010. Landau Kleffner syndrome. In Harry A. Whitaker (ed.), *Concise Encyclopedia of Brain and Language*, 259–263. Oxford: Elsevier.

Miller, George A. 2003. The cognitive revolution: A historical perspective. *Trends in Cognitive Sciences* 7, 141–144.

皆川泰代・直井望・小嶋祥三・山本淳一. 2011.「プロソディー処理の聴覚野機能――発達とその障害」『認知神経科学』13, 56–63.

宮田隆. 2014.『分子からみた生物進化――DNA が明かす生物の歴史』講談社.

宮内哲・星詳子・菅野巌・栗城眞也. 2016.『脳のイメージング』共立出版.

Monai, Hiromu, Masamichi Ohkura, Mika Tanaka, Yuki Oe, Ayumu Konno, Hirokazu Hirai, Katsuhiko Mikoshiba, Shigeyoshi Itohara, Junichi Nakai, Youichi Iwai & Hajime Hirase. 2016. Calcium imaging reveals glial involvement in transcranial direct current stimulation-induced plasticity in mouse brain. *Nature Communications* 7, 11100.

Montessori, Maria. 1912. *The Montessori Method* [translated from the Italian by Anne E. George]. New York: Frederick A. Stokes Company.

Moro, Andrea. 2008. *The Boundaries of Babel: The Brain and the Enigma of Impossible Languages*. Cambridge, MA: MIT Press.

Morrell, Frank & Jeffrey Lewine. 1994. Magnetic source imaging of spike dipole distribution in Landau-Kleffner syndrome. *Neurology* 44, 386.

Morrell, Frank, Jeffrey Lewine & Kenneth Squires. 1995. Magnetic source imaging in Landau-Kleffner syndrome (LKS) and in LKS look-alikes. *Epilepsia* 36, 13.

Morrell, Frank, Walter W. Whisler, Michael C. Smith, Thomas J. Hoeppner, Leyla de Toledo-Morrell, Serge J. C. Pierre-Louis, Andres M. Kanner, Janice M. Buelow, Ruzica Ristanovic, Donna Bergen, Michael Chez & Hisanori Hasegawa. 1995. Landau-Kleffner syndrome: Treatment with subpial intracortical transection. *Brain* 118, 1529–1546.

Msall, Michael, Bruce Shapiro, Patricia B. Balfour, Ernst Niedermeyer & Arnold J. Capute. 1986. Acquired epileptic aphasia: Diagnostic aspects of progressive language loss in pre-school children. *Clinical Pediatrics* 25, 248–251.

Murphy, Elliot. 2015. The brain dynamics of linguistic computation. *Frontiers in Psychology* 6, Article 1515.

Murphy, Elliot. 2016. The human oscillome and its explanatory potential. *Biolinguistics* 10, 6–20.

Murphy, Elliot & Antonio Benítez-Burraco. 2018. Toward the language oscillogenome.

Frontiers in Psychology 9, Article 1999.

Nabbout, Rima & Oliver Dulac. 2003. Epileptic encephalopathies: A brief overview. *Journal of Clinical Neurophysiology* 20, 393–397.

中島平三 . 2010.「ことばと脳」瀬田幸人・保阪靖人・外池滋生・中島平三（編著）『[入門] ことばの世界』120–129. 大修館書店 .

中村元昭 . 2012.「1. 精神科医療におけるニューロモデュレーションの歴史と現在、そして未来」『日本生物学的精神医学会誌』23, 121–129.

Nass, Ruth & Orrin Devinsky. 1999. Autistic regression with rolandic spikes. *Neuropsychiatry, Neuropsychology, and Behavioral Neurology* 12, 193–197.

Neville, Brian G. 1999. Magnetoencephalographic patterns of epileptiform activity in children with regressive autism spectrum disorders. *Pediatrics* 104, 558–559.

西村辨作 . 2001.『ことばの障害入門』大修館書店 .

Nitsche, Michael A. & Walter Paulus. 2000. Excitability changes induced in the human motor cortex by weak transcranial direct current stimulation. *Journal of Physiology* 527, 633–639.

Nitsche, Michael A., Leonardo G. Cohen, Eric M. Wassermann, Alberto Priori, Nicolas Lang, Andrea Antal, Walter Paulus, Friedhelm Hummel, Paulo S. Boggio, Felipe Fregni & Alvaro Pascual-Leone. 2008. Transcranial direct current stimulation: State of the art 2008. *Brain Stimulation* 1, 206–223.

O'Grady, William D. 2005. *How Children Learn Language*. Cambridge: Cambridge University Press.（内田聖二 [監訳]. 2008.『子どもとことばの出会い――言語獲得入門』研究社）

O'Hare, Anne. 2008. Commentary: Age of onset and outcome in Landau-Kleffner syndrome (1985). *Developmental Medicine and Child Neurology* 50, 724.

Ohno, Susumu. 1970. *Evolution by Gene Duplication*. New York: Springer.

大井学 . 2011.「発達性言語障害（特異性言語発達障害）の言語発達①――特異的な言語発達の障害」岩立志津夫・小椋たみ子（編）『よくわかる言語発達』124–127. ミネルヴァ書房 .

大石敬子 . 2001.『ことばの障害の評価と指導』大修館書店 .

大澤眞木子・秋野公造 . 2017.『てんかんの教科書』メディカルレビュー社 .

O'Regan, Mary E., James K. Brown, Guy M. Goodwin & Michael Clarke. 1998. Epileptic aphasia: A consequence of regional hypometabolic encephalopathy? *Developmental Medicine & Child Neurology* 40, 508–516.

大津由紀雄 . 1989.「心理言語学」柴谷方義、大津由紀雄、津田葵『英語学の関連分野（英語学体系 6）』181–361. 大修館書店 .

Paetau, Ritva. 1994. Sounds trigger spikes in the Landau-Kleffner syndrome. *Journal of Clinical Neurophysiology* 11, 231–241.

Paetau, Ritva, Matti Kajola, Marit Korkman, Matti Hämäläinen, Marja-Liisa Granström & Riitta Hari. 1991. Landau-Kleffner syndrome: Epileptic activity in the auditory cortex. *NeuroReport* 2, 201–204.

Paquier, Philippe F., Hugo R. Van Dongen & Christa B. Loonen. 1992. The Landau-Kleffner syndrome or 'acquired aphasia with convulsive disorder': Long-term follow-up of six children and a review of the recent literature. *Archives of Neurology* 49, 354–359.

Paquier, Philippe F. & Hugo R. Van Dongen. 1993. Current trends in acquired childhood aphasia: An introduction. *Aphasiology* 7, 421–440.

Patry, George, Souad Lyagoubi & C. Alberto Tassinari. 1971. Subclinical "electrical status epilepticus" induced by sleep in children. A clinical and electroencephalographic study of six cases. *Archives of Neurology* 24, 241–252.

Pearl, Philip L., Enrique J. Carrazana & Gregory L. Holmes. 2001. The Landau-Kleffner syndrome. *Clinical Science* 1, 39–45.

Penfield, Wilder & Lamar Roberts. 1959. *Speech and Brain Mechanisms*. Princeton, NJ: Princeton University Press.

Penn, Claire, Robin I. Friedlander & Michael M. Saling. 1990. Acquired childhood aphasia with convulsive disorder (Landau-Kleffner syndrome). *South African Medical Journal* 77, 158–161.

Piaget, Jean. 1950. *The Psychology of Intelligence* [translated from the French by Malcolm Piercy and D. E. Berlyne]. London/New York: Routledge.

Pinker, Steven. 1994. *The Language Instinct: How the Mind Creates Language*. New York: Harper Collins.（椋田直子 [訳]. 1995.『言語を生み出す本能（上・下）』NHK ブックス）

Pinker, Steven. 1997. *How the Mind Works*. New York: W. W. Norton & Company.（椋田直子・山下篤子 [訳]. 2003.『心の仕組み――人間関係にどう関わるか（上・中・下）』NHK ブックス）

Pinker, Steven. 2003. Language as an adaptation to the cognitive niche. In Morten H. Christiansen & Simon Kirby (eds.), *Language Evolution: States of the Art*, 16–37. New York: Oxford University Press.（野村康幸 [編訳]. 2006.『言語進化とはなにか――ことばが生物学と出合うとき』第 1 章「認知的ニッチへの適応としての言語」大学教育出版）

Plaza, Monique, Marie-Thérèse Rigoard, Clause Chevrie-Muller, Henri Cohen & Alain Picard. 2001. Short-term memory impairment and unilateral dichotic listening extinction in a child with Landau-Kleffner syndrome: Auditory or phonological disorder? *Brain and Cognition* 46, 235–240.

Poeppel, David. 2003. The analysis of speech in different temporal integration windows: cerebral lateralization as 'asymmetric sampling in time'. *Speech Communication* 41, 245–255.

Poeppel, David. 2014. The neuroanatomic and neurophysiological infrastructure for speech and language. *Current Opinion in Neurobiology* 28, 142–149.

Pullens, Pim, Will Pullens, Vera Blau, Bettina Sorger, Bernadette M Jansma & Rainer Goebel. 2015. Evidence for normal letter-sound integration, but altered language pathways in a case of recovered Landau-Kleffner Syndrome. *Brain and Cognition* 99, 32–45.

Ramanathan, Ramnath Santosh, Tina Ahluwalia & Ankush Sharma. 2012. Landau-Kleffner syndrome- a rare experience. *Eastern Journal of Medicine* 17, 36–39.

Rapin, Isabelle. 1995. Autistic regression and disintegrative disorder: How important the role of epilepsy. *Seminars in Pediatric Neurology* 2, 278–285.

Rapin, Isabelle, Steven Mattis, A. James Rowan & Gerald G. Golden. 1977. Verbal auditory agnosia in children. *Developmental Medicine and Child Neurology* 19, 192–207.

Rice, Mabel L. 2016. Specific language impairment, nonverbal IQ, attention-deficit/hyperactivity disorder, autism spectrum disorder, cochlear implants, bilingualism, and dialectal variants: Defining the boundaries, clarifying clinical conditions, and sorting out causes. *Journal of Speech, Language, and Hearing Research* 59, 122–132.

Roulet-Perez, Eliane. 1995. Syndromes of acquired epileptic aphasia and epilepsy with continuous spike-waves during sleep: Models for prolonged cognitive impairment of epileptic origin. *Seminars in Pediatric Neurology* 2, 269–277.

Roulet-Perez, Eliane, Thierry Deonna, François Gaillard, Claire Peter-Favre & Paul-Andre Despland. 1991. Acquired aphasia, dementia, and behavior disorder with epilepsy and continuous spike and waves during sleep in a child. *Epilepsia* 32, 495–503.

Roulet-Perez, Eliane, Véronique Davifoff, Anne-Claude Prélaz, Bernard Morel, Françoise Rickli, Marie-Noëlle Metz-Lutz, Penny Boyes Braem, Thierry Deonna. 2001. Sign language in childhood epileptic aphasia（Landau-Kleffner syndrome）. *Developmental Medicine & Child Neurology* 43, 739–744.

Rundus, Aaron S, Donald H. Owings, Sanjay S. Joshi, Erin Chinn & Nicolas Giannini. 2007. Ground squirrels use an infrared signal to deter rattlesnake predation. *PNAS* 104, 14372–14376.

酒井邦嘉. 2002.『言語の脳科学――脳はどのようにことばを生み出すか』中公新書.

Samuels, Richard. 1998. Evolutionary psychology and the massive modularity hypothesis. *British Journal for the Philosophy of Science* 49, 575–602.

佐野洋子・加藤正弘. 1998.『脳が言葉を取り戻すとき：失語症のカルテから』NHK ブックス.

笹沼澄子（編）. 1979a.『失語症とその治療』大修館書店.

笹沼澄子（編）. 1979b.『ことばの遅れとその治療』大修館書店.

Saussure, Ferdinand de. 1916. *Cours de Linguistique Générale. Critical edition prepared by Tullio de Mauro*. Paris: Payot.（町田健［訳］. 2016.『新訳　ソシュール一般言語学

講義』研究社）

Shafrir, Yuval & Arthur L. Prensky. 1995. Acquired epileptiform opercular syndrome: A second case report, review of the literature, and comparison to the Landau-Kleffner syndrome. *Epilepsia* 36, 1050–1057.

Smith, Michael C. & Thomas J. Hoeppner. 2003. Epileptic encephalopathy of late childhood: Landau-Kleffner syndrome and the syndrome of continuous spikes and waves during slow-wave sleep. *Journal of Clinical Neurophysiology* 20, 462–472.

Smith, Neil & Lanthi-Maria Tsimpli. 1991. Linguistic modularity? A case study of a 'savant' linguist? *Lingua* 84, 315–351.

Smith, Neil & Lanthi-Maria Tsimpli. 1995. *The Mind of a Savant: Language Learning and Modularity*. Oxford: Blackwell.

Sobel, David F., Maung Aung, Hiroshi Otsubo & Michael C. Smith. 2000. Magnetoencephalography in children with Landau-Kleffner syndrome and acquired epileptic aphasia. *American Journal of Neuroradiology* 21, 301–307.

Stefanatos, Gerry. 1993. Frequency modulation analysis in children with Landau-Kleffner syndrome. *Annals of the New York Academy of Sciences* 682, 412–414.

Stefanatos, Gerry. 2008. Speech perceived through a damaged temporal window: Lessons from word deafness and aphasia. *Seminars in Speech and Language* 29, 239–252.

Stefanatos, Gerry. 2011. Changing perspectives on Landau-Kleffner syndrome. *The Clinical Neuropsychologist* 25, 963–988.

Stefanatos, Gerrry, Marcel Kinsbourne & Jeanette Wasserstein. 2002. Acquired epileptiform aphasia: A dimensional view of Landau-Kleffner syndrome and the relation to regressive autistic spectrum disorders. *Child Neuropsychology* 8, 195–228.

Stefanatos, Gerry & Andrew DeMarco. 2011. Landau-Kleffner syndrome. In Joel E. Morgan, Ida Sue Baron & Joseph H. Ricker（eds.）, *Casebook of Clinical Neuropsychology*, 136–163. Oxford: Oxford University Press.

杉崎鉱司. 2015.『はじめての言語獲得：普遍文法に基づくアプローチ』岩波書店.

鷲見聡. 2015.『発達障害の謎を解く』日本評論社.

Tachikawa, Emiko, Hirokazu Oguni, Seigo Shirakawa, Makoto Funatsuka, Kitami Hayashi & Makiko Osawa. 2001. Acquired epileptiform opercular syndrome: A case report and results of single photon emission computed tomography and computer-assisted electroencephalographic analysis. *Brain & Development* 23, 246–250.

Tager-Flusberg, Helen. 2007. Evaluating the theory-of-mind hypothesis of autism. *Current Directions in Psychological Science* 16, 311–315.

Tager-Flusberg, Helen & Robert M. Joseph. 2005. How language facilitates the acquisition of false-belief understanding in children with autism. In Janet Wilde Astington & Jodie A. Baird（eds.）, *Why Language Matters for Theory of Mind*, 298–318. Oxford: Oxford

University Press.

Takahashi, Kazutoshi, Koji Tanabe, Mari Ohnuki, Megumi Narita, Tomoko Ichisaka, Kiichiro Tomoda & Shinya Yamanaka. 2007. Induction of pluripotent stem cells from adult human fibroblasts by defined factors. *Cell* 131, 861–872.

高倉公朋. 1983. 「脳をみる」『脳と心（東京大学公開講座 38）』29–58. 東京大学出版会.

Tassinari, Carlo Alberto, Guido Rubboli, Lilia Volpi, Stefano Meletti, Giuseppe d'Orsi, Majone Franca, Angela R Sabetta, Patrizia Riguzzi, Elena Gardella, Anna Zaniboni & Roberto Michelucci. 2000. Encephalopathy with electrical status epilepticus during slow sleep or ESES syndrome including the acquired aphasia. *Clinical Neurophysiology* 111, Suppl. 2, S94-S102.

Taylor, John R. 2003. *Linguistic Categorization*. Oxford: Oxford University Press.（辻幸夫・鍋島弘治朗・篠原俊吾・菅井三実［訳］. 2008.『認知言語学のための 14 章』紀伊國屋書店）

Temple, Christine. 1997. *Developmental Cognitive Neuropsychology*. New York: Psychology Press.

Tharpe, Anne Marie, Glenn D. Johnson & Michael E. Glasscock（III）. 1991. Diagnostic and management considerations of acquired epileptic aphasia or Landau-Kleffner syndrome. *The American Journal of Otology* 12, 210–214.

Tharpe, Anne Marie & Barbara J. Olson. 1994. Landau-Kleffner syndrome: Acquired epileptic aphasia in children. *Journal of the American Academy of Audiology* 5, 146–150.

Tomasello, Michael. 1999. *The Cultural Origins of Human Cognition*. Cambridge, MA: Harvard University Press.（大堀壽夫・中澤恒子・西村義樹・本多啓［訳］. 2006.『心とことばの起源を探る──文化と認知』勁草書房）

Treiman, David M. 2001. GABAergic mechanisms in epilepsy. *Epilepsia* 42（Suppl. 3）, 8–12.

Trevathan, Edwin. 2004. Seizures and epilepsy among children with language regression and autistic spectrum disorders. *Journal of Child Neurology* 19（Suppl. 1）, 49–57.

鶴紀子・Thomas J. Hoeppner. 2007. 「言語の中枢機序とその障害──Landau-Kleffner 症候群の例から」『臨床脳波』49, 305–311.

鶴田一郎. 2017. 「カナー型自閉症の『診断基準』と『一般的状態像』について」『広島国際大学教職教室教育論叢』9, 87–94.

Tuchman, Roberto F. 1997. Acquired epileptiform aphasia. *Seminars in Pediatric Neurology* 4, 93–101.

Tuchman, Roberto F. 2009. CSWS-related autistic regression versus autistic regression without CSWS. *Epilepsia* 50（Suppl 7）, 18–20.

Tuchman, Roberto F. & Isabelle Rapin. 1997. Regression in pervasive developmental disorders: Seizures and epileptiform electroencephalogram correlates. *Pediatrics* 99, 560–566.

Uldall, Peter, Lene Sahlholdt & Jørgen Alving. 2000. Landau-Kleffner syndrome with onset at 18 months and an initial diagnosis of pervasive developmental disorder. *European Journal of Paediatric Neurology* 4, 81–86.

Vance, Maggie, Susan Dry & Stuart Rosen. 1999. Auditory processing deficits in a teenager with Landau-Kleffner syndrome. *Neurocase* 5, 545–554.

Van Hirtum-Das, Michele, Eliot A. Licht, Susan Koh, Joyce Y. Wu, W. Donald Shields & Raman Sankar. 2006. Children with ESES: Variability in the syndrome. *Epilepsy Research* 70, 248–258.

Van Slyke, Patricia A. 2002. Classroom instruction for children with Landau-Kleffner Syndrome. *Child Language Teaching and Therapy* 18, 23–42.

Varga, Edina T., Daniella Terney, Mary D. Atkins, Marina Nikanorova, Ditte S. Jeppesen, Peter Uldall, Helle Hjalgrim & Sándor Beniczky. 2011. Transcranial direct current stimulation in refractory continuous spikes and waves during slow sleep: A controlled study. *Epilepsy Research* 97, 142–145.

若林慎一郎. 1974.「幼児自閉症の退行型経過について」『児童青年精神医学とその近接領域』15, 214.

Wall, Patrick D. 1959. Repetitive discharge of neurons. *Journal of Neurophysiology* 22, 305–320.

渡辺雅子・井上有史・船越昭宏・藤原建樹・八木和一・清野昌一・山口俊郎. 1993.「Landau-Kleffner 症候群 1 症例の長期経過」『脳と発達』25, 335–340.

Weintraub, Sandra, M.-Marsel Mesulam & Laura Kramer. 1981. Disturbances in prosody: A right-hemisphere contribution to language. *Archives of Neurology* 38, 742–744.

Wellman, Henry M., David Cross & Julanne Watson. 2001. Meta-analysis of theory-of-mind development: The truth about false-belief. *Child Development* 72, 655–684.

Werker, Janet F. 1989. Becoming a native listener. *American Scientist* 77, 54–59.

Wernicke, Carl. 1874. *Der aphasische Symptomencomplex*. Breslau: Cohn & Weigert.

Wioland, Norma, Gabrielle Rudolf & Marie-Nolle Metz-Lutz. 2001. Electrophysiological evidence of persisting unilateral auditory cortex dysfunction in the late outcome of Landau and Kleffner syndrome. *Clinical Neurophysiology* 112, 319–323.

Worster-Drought, Cecil. 1971. An unusual form of acquired aphasia in children. *Developmental Medicine & Child Neurology* 13, 563–571.

Yamada, Jeni E. 1990. *Laura: A Case for the Modularity of Language*. Cambridge, MA: MIT Press.

山鳥重. 1985.『脳からみた心』NHK ブックス.

山鳥重. 2011.『言葉と脳と心──失語症とは何か』講談社.

山鳥重・辻幸夫. 2006.『心とことばの脳科学』大修館書店.

Yang, Charles, Stephen Crain, Robert C. Berwick, Noam Chomsky & Johan J. Bolhuis. 2017.

The growth of language: Universal Grammar, experience, and principles of computation. *Neuroscience and Biobehavioral Reviews*. doi:10.1016/j.neubiorev.2016.12.023.

遊佐典昭 . 2012.「ブローカ野における階層構造と回帰的計算」藤田耕司・岡ノ谷一夫（編）『進化言語学の構築──新しい人間科学を目指して』77-94. ひつじ書房 .

Yusa, Noriaki. 2016. Syntax in the brain. In Koji Fujita & Cedric Boeckx（eds.）, *Advances in Biolinguistics: The Human Language Faculty and Its Biological Basis*, 217-229. London: Routledge.

Zafari, Ali, Nasim Karimi, Mahdi Taherian & Reza Taherian. 2018. Landau Kleffner syndrome and misdiagnosis of autism spectrum disorder: A mini-review. *International Clinical Neuroscience Journal* 5 （1）, 3-6.

Zatorre, Robert J. & Pascal Belin. 2001. Spectral and temporal processing in human auditory cortex. *Cerebral Cortex* 11, 946-953.

Zhang, Jianzhi. 2003. Evolution by gene duplication. *Trends in Ecology and Evolution* 18, 292-298.

索　引

(f: 図，n: 脚注，t: 表)

人名索引（A〜Z）

Amunts（Amunts, Katrin）　89 n1

Ansink（Ansink, Bernard Jan Johannes）　19

アスペルガー（Asperger, Hans）　35

鮎澤（鮎澤聡）　113 n1

Belin（Belin, Pascal）　100 n5

Bellugi（Bellugi, Ursula）　82

Benítez-Burraco（Benítez-Burraco, Antonio）　138

Bickerton（Bickerton, Derek）　136

Billard（Billard, Catherine）　83 n25

Bishop（Bishop, Dorothy V. M.）　34

Bludau（Bludau, Sebastian）　123 n6

Boeckx（Boeckx, Cedric）　78 n23, 89 n1, 138

Bouchard（Bouchard, Denis）　137 n4

Boyd（Boyd, Stuart G）　94

Broca／ブローカ（Broca, Paul）　52 n3, 127

Chomsky／チョムスキー（Chomsky, Noam）　4, 39-41, 44, 53 f2-2, 54, 55, 58, 59, 76 n19, 78, 81 f2-11, 131, 132 f5-1, 132 n2, 140, 159

Crago（Crago, Martha B.）　83

Curtiss（Curtiss, Susan.）　66

ダーウィン（Darwin, Charles）　141

デジェリヌ（Dejerine, Jules）　105

Denes（Denes, Gianfranco）　80, 95, 97, 98, 149

Deonna（Deonna, Thierry）　15, 18, 21, 22, 27, 32-34, 97

Faria（Faria, Paula）　114, 115

Fiori（Fiori, Valentina,）　114 n3

フォーダー（Fodor, Jerry）　76 n19

Fowler（Fowler, Carol）　92 n2

Friederich（Friederici, Angela D.）　89 n1

藤田／Fujita（藤田耕司）　140

Geschwind／ゲシュヴィント（Geschwind, Norman）　105

Giraud（Giraud, Anne-Lise）　73, 74, 108

Gopnik（Gopnik, Myrna）　83

Grodzinsky（Grodzinsky, Yosef）　89 n1

Hauser（Hauser, Marc D.）　81 n24

Hickok（Hickok, Gregory）　4, 22, 87, 90, 91, 93, 99, 101, 102, 116, 124, 158

Hirsch（Hirsch, Edouard）　25

Hoeppner（Hoeppner, Thomas J.）　100 n5

Hoshi（Hoshi, Koji）　16, 22, 106, 127, 141, 142

Hurley（Hurley, Annette）　154 n2

岩田（岩田誠）　100 n5

Jackendoff（Jackendoff, Ray）　103

Kaga（Kaga, Makiko）　119

カナー（Kanner, Leo）　35

Karmiloff-Smith（Karmiloff-Smith, Annette）　76 n20

Kawasaki（Kawasaki, Masahiro）　136

Kleffner／クレフナー（Kleffner, Frank）　22, 81, 97

小西（小西行郎）　153

Landau／ランドー（Landau, William）　22, 81, 97, 159

Lenneberg／レネバーグ（Lenneberg, Eric H.）　4, 16, 17, 39-42, 53 f2-2, 54-56, 58 f2-5, 59, 61 f2-6, 63, 64, 66-75, 76 n20, 77 n21, 91, 104-106, 124, 129-133, 135-137, 151, 159

Liberman（Liberman, Alvin M.）　92 n2

Lichtheim／リヒトハイム（Lichtheim, Ludwig）　105

Liepmann／リープマン（Liepmann, Hugo）　105

MacNeilage（MacNeilage, Peter）　73

Majerus（Majerus, Steve）　103

Mantovani（Mantovani, John F.）　33

Matas（Matas, Carla G.）　97, 98

松村（松村明）　113 n1

Mattingly（Mattingly, Ignatius G.）　92 n2

McAllister（McAllister, Lindy）　20

McVicar（McVicar, Kathryn A）　32

Mikati（Mikati, Mohamad Abdul）　16, 34, 119

宮田（宮田隆）　143 n7

Miyazato（Miyazato, Kyoko）　16, 22, 106

Monai（Monai, Hiromu）　113 n2

モンテッソーリ（Montessori, Maria）　152 n1

Murphy（Murphy, Elliot）　138

中村（中村元昭）　113 n1

Nitsche（Nitsche, Michael A.） 116 n5

Ohno（Ohno, Susumu） 143 n7

岡ノ谷（岡ノ谷一夫） 140

Paquier（Paquier, Philippe F.） 119

Penfield（Penfield, Wilder） 60

Piaget／ピアジェ（Piaget, Jean） 153 n1

Plaza（Plaza, Monique） 94

Poeppel（Poeppel, David） 4, 22, 73, 87, 91, 93, 99, 101, 102, 116, 124, 158

Pullens（Pullens, Pim） 116 n4

Roberts（Roberts, Lamar） 60

Roulet-Perez（Roulet-Perez, Eliane） 18, 22, 27, 32, 33, 34, 97

ソシュール（Saussure, Ferdinand de） 52 n3, 137

Shankweiler（Shankweiler, Donald） 92 n2

Smith（Smith, Neil） 79, 83

Stefanatos（Stefanatos, Gerry） 14, 15, 18, 32, 97, 100, 149

Studdert-Kennedy（Studdert-Kennedy, Michael） 92 n2

Tsimpli（Tsimpli, Lanthi-Maria） 79, 83

鶴（鶴紀子） 100 n5

Uldall（Uldall, Peter） 64

Van Slyke（Van Slyke, Patricia A.） 153 n1

Vance（Vance, Maggie） 94, 96

Varga（Varga, Edina T.） 114, 115

Wernicke／ウェルニッケ（Wernicke, Carl） 105

Yamada（Yamada, Jeni E.） 79

Zatorre（Zatorre, Robert J.） 100 n4

Zhang（Zhang, Jianzhi） 143 n7

事項索引

A～Z

AR 3, 9, 16, 19, 30, 31 t1-3, 32-36, 122, 123 n6, 148, 149, 157

ASD 36, 122, 123 n6, 147-149, 153, 157

BECTS 27, 28, 29 t1-2, 33

CSWS 2, 10, 13, 22, 25, 27, 28, 29 t1-2, 33, 35, 100, 102, 108, 136, 147, 148, 154, 157

DSM 36

early LKS 2

GRIN2A 遺伝子変異 138 n5

LKS 4, 19, 22, 29 t1-2, 31 t1-3, 93 f3-3, 113-124, 139, 158

LKS からの回復 117

ordinary LKS 2, 4

tDCS 4, 113-124, 139, 158

あ行

I 言語 40, 54 f2-3, 78 n22

アウトプット 100, 108

アスペルガー症候群 79, 153

遺伝子異常 138n5, 140

遺伝子重複 142

意味素性 49

意味論 49, 50, 131

インプット 108, 158

インプットとアウトプット 93 f3-3

ウィリアムズ症候群 1, 82

ウェルニッケ失語 11 f1-2, 24 t1-1, 107, 123

ウェルニッケ野 11 f1-2

運動制御起源仮説 141

音韻処理 21

音韻ネットワーク 89 f3-2, 90, 92, 103 f3-4, 104, 117, 118 t4-1, 119, 152

音韻論 47, 131

音声 44

音声学 47, 131

音声処理 21

音声認識 90

音素 44, 48, 90, 95

か行

外国語習得 42, 68, 152

外在化のためのモダリティー 55

階層構造 49

概念・意図インターフェイス 132 f5-1

概念・意図システム 81 f2-11, 132 f5-1

概念ネットワーク 89 f3-2, 103 f3-4

カップリング現象 74n17

カテゴリー化 141

感覚・運動インターフェイス 89 f3-2, 90, 92, 103 f3-4, 104, 117, 118 t4-1, 119, 120, 122, 132 f5-1

感覚・運動システム 54 f2-3, 81 f2-11, 132 f5-1, 138

感覚・運動システムの機能不全　93 f3-3
関係付カテゴリー化　141
緘黙　150
機能的独立性　1
共鳴　67
共鳴源　68 f2-9
共鳴現象　41, 135-137
共鳴作用　41, 153
共鳴理論　4, 67
棘除波複合　12 n7
経頭蓋直流電気刺激法　4, 113
形態素　45, 46, 48
形態統語システム　98, 99
形態論　48, 131
けいれん性異常を伴う小児後天性失語症候群　22
結合ネットワーク　89 f3-2, 90, 92, 103 f3-4, 118 t4-1, 122
ゲノム　140
原型言語　136, 137
言語運用　54
言語音聴覚（の）失認　16, 29 t1-2, 91, 98, 102, 108, 149, 158
言語音聴覚失認障害　93
言語音の聴覚理解　91
言語回復への仮説　117
言語獲得　42
言語獲得装置　58
言語獲得・発達　129 n1
言語確立　24 t1-1
言語機能　78, 80
言語共鳴体　69
言語訓練　152
言語後退　15, 19, 32, 33
言語産出　43
言語準備態勢　62
言語障害　22, 24 t1-1
言語障害の発症（の）メカニズム　93, 99
言語進化　140
言語進化研究　127
言語性聴覚失認　19-21
言語的ビッグ・バン　64, 151
言語能力　54, 61, 135
言語の状態　29 t1-2

言語の生物学的鋳型　58 f2-5, 59
言語の脳内処理モデル　4
言語の復元　25
言語のモジュール性　42, 80
言語の理解と発話　87
言語プロソディー　97
言語理解　43
語彙インターフェイス　89 f3-2, 90, 103 f3-4, 118 t4-1
語彙項目　45, 51, 56, 57
語彙項目の理解と獲得　93 f3-3
高次前頭葉神経ネットワーク　103 f3-3
構成素　49
抗てんかん薬　115, 116 n5, 139, 148, 151, 158
後天性失語症　26
行動異常　30
行動障害　22, 26, 29 t1-2, 149
行動上の後退現象　29 t1-2
行動療法　153
口部顔面機能障害　29 t1-2
コード DNA 領域　143 n7
国際てんかん協会　15
心と言語のモジュール性　157, 159
心の機能的モジュール性　76
心のモジュール性　76, 77 n21, 78-80, 82, 83
心の理論　34, 149, 153
誤診　20, 24 t1-1, 122, 147, 158
子どもの自発的言語共鳴　70
個別言語（の文法）　58 f2-5
コミュニケーション障害　30
語用論　50, 131
語用論的知識（獲得）　34, 35, 50
語用論的認知能力　150

さ行
再帰性　51
サヴァン症候群　1, 82, 83
時間調節メカニズム　91, 107, 138
持続性棘波複合　16
実現構造　41, 53 f2-2, 54 f2-3
失語状態　24 t1-1
失語症理論　106
自発的共鳴　68 f2-9, 69
自発的言語共鳴　70

自発的優勢脳波律動　73
自閉症　9, 17, 147
自閉スペクトラム（症）　3
自閉的後退現象　33
自閉的行動　18
自閉的行動障害　19
時閉的問題行動　123
社会的環境　70
社会的コミュニケーション機能　33
社会的対人コミュニケーション　35, 148
周波数時間特性解析　89 f3-2, 92, 95,
　　118 t4-1, 138
周波数時間特性解析システム　94, 96, 98-102,
　　104, 120-122, 152
手話　68 n11, 121
瞬時獲得モデル　59
上側頭回　13
情動プロソディー　96
小児脳疾患　27
除波睡眠期持続性棘除波を示すてんかん性脳症
　　9, 27
所有概念・操作前駆体説　141
シルヴィス溝　11 f1-2, 13
シルヴィウス溝近傍　13, 18, 82, 123, 147, 148,
　　157
シルヴィウス頭頂・側頭部　88
睡眠時持続性棘除波複合　2, 9, 13, 22, 25,
　　100, 147
生成言語学　42
生成文法　44
生成文法理論　45, 58, 59 n8, 80, 131
生物学的鋳型　130, 131, 135
生物言語学　43
生物進化　128, 140, 142
潜在（的言語）構造　40, 53 f2-2, 130,
　　132 f5-1, 133
全失語　91, 108
側頭・頭頂言語領域　82
側頭葉　147, 148, 157

た行
退行型自閉症　2, 9
代謝異常　154
第二言語習得　42, 43

ダイノーム　140
タドマ法　54 n4
単語　45, 46, 56
中心側頭部に棘波をもつ良性小児てんかん
　　9, 27
調音による外在化　61
調音ネットワーク　89 f3-2, 90, 92, 102,
　　103 f3-4, 104, 117, 118 t4-1, 120, 122
調音のための時間調節機構　72
聴覚言語障害　18
聴覚失認　15
低機能自閉症　30
てんかん　154
　　難治性てんかん　15
てんかん性失語症スペクトラム　22
てんかん性脳症　25
てんかん性脳波異常　21, 26, 33, 106
てんかん波　18
てんかん発作　13, 14, 33
統語演算システム　80, 81 f2-11, 82, 131,
　　132 f5-1
統語構造　131
統語システム　98, 99
統語論　48, 49, 51, 131
同調　136 n3
同調現象　135, 136
特異性言語発達障害　82, 83
特別支援教育　154
ドミノ効果　100, 103 f3-3, 104

な行
内言語　1, 2, 4, 47, 50, 54 f2-3, 59, 61, 62, 80,
　　93, 94, 103, 115, 119, 124, 137, 149-151, 153
内言語の外在化　3, 54 f2-3, 64, 93
内的発話　103
二重経路発話処理の理論　115
二重経路発話処理モデル　72 n14, 87, 88 f3-1,
　　89 f3-2, 90, 91, 102, 103 f3-3, 124, 157, 158
ニューロイメージング　43
ニューロモジュレーション　113
認知機能不全　123
認知言語学　43
認知障害　31 t1-3
ネオ・レネバーグ的アプローチ　127

ネオ・レネバーグ的生物進化理論　140
ネットワーク
　　音韻ネットワーク　　89 f3-2, 90, 92,
　　　103 f3-4, 104, 117, 118 t4-1, 119, 120, 152
　　概念ネットワーク　　89 f3-2, 103 f3-4
　　結合ネットワーク　　89 f3-2, 90, 92,
　　　103 f3-4, 118 t4-1, 122
　　高次前頭葉神経ネットワーク　　103 f3-3
　　調音ネットワーク　　89 f3-2, 90, 92, 102,
　　　103 f3-4, 104, 117, 118 t4-1, 120, 122
脳内言語能力の再創造　　70
脳内メカニズム　　87
脳の一則化　　14
脳波　　71
脳波異常　　2, 9, 13, 14, 16, 18, 24 t1-1, 25-27,
　　29 t1-2, 30, 31 t1-3, 32, 33, 35, 100, 102, 116,
　　140, 147-149, 154, 158
脳波の特徴　　29 t1-2
脳波リズム　　136
脳波律動　　4, 16, 67, 69 n13, 70-72, 72 n14, 108,
　　135, 140
　　自発的優勢脳波律動　　73
ノン・バーバル・コミュニケーション　　155
ノンレム睡眠　　148

は行
背側路　　88
発生・発達　　59
発達障害　　18
発話　　68 n11
発話産出　　92 n2
発話障害　　93
発話喪失　　15, 16, 108, 158
発話の意志障害　　149
発話のための基礎的律動仮説　　73
発話理解　　90
パロール　　52 n3
反語彙主義　　51
非侵襲的医療介入　　158
非侵襲的治療法　　113, 114
ビッグ・バン的回復　　3, 151
腹側路　　88
普遍文法　　40, 58

ブローカ失語　　24 t1-1, 107
ブローカ野　　11 f1-2
プロソディー　　47, 96, 97
文化進化　　128, 129
併合　　51, 133, 140
弁蓋部症候群　　18
母語回復　　136
母語獲得　　1, 4, 17, 19, 25, 42, 53 f2-2, 55, 60,
　　61 f2-6, 61 n9, 62, 68, 69 n12, 75 n18, 129,
　　136, 157
母語獲得・発達　　68-70, 101
母語獲得モデル　　56, 58 f2-5
本能的な共鳴作用　　129

ま行
ミトコンドリア呼吸鎖複合体 I 異常症
　　12 n4, 12 n6
ミニマリスト・プログラム　　132 f5-1, 132 n2
メンタル・レキシコン　　46
モジュール　　76
モジュール仮設　　3, 4
モジュール性　　1, 42, 76
　　言語のモジュール性　　42, 80
　　心と言語のモジュール性　　157, 159
　　心のモジュール性　　42, 76, 77 n21, 78-80,
　　　82, 83
　　心の機能的モジュール性　　76
模倣　　129
モンテッソーリ教育　　152, 155

や行
幼児に与えられる言語入力　　58 f2-5

ら行
ラング　　52 n3
リスクマーカー　　3, 147, 157
離断症候群　　105
療育　　152-154
臨界期　　4, 17 f1-4, 60
臨界期仮説　　1, 25, 41, 55, 56, 60, 61 f2-6,
　　61 n9, 63, 66, 124, 157, 158
レキシコン　　46

著者紹介

星　浩司（ほし こうじ）

慶應義塾大学経済学部教授、慶應義塾大学言語文化研究所兼担所員。

博士（言語学）。専門は生物言語学。

1965 年生まれ。1988 年獨協大学外国語学部卒業、1990 年獨協大学大学院外国語学研究科英語学専攻修士課程修了、1995 年ロチェスター大学大学院言語学科博士課程修了、博士号取得。マサチューセッツ工科大学客員研究員、慶應義塾大学経済学部准教授を経て、2006 年より慶應義塾大学経済学部教授。

著書『言語学への扉』（慶應義塾大学出版会、2006 年）。

主要論文 Merge and Labeling as Descent with Modification of Categorization: A Neo-Lennebergian Approach. *Biolinguistics* 12, 39–54, 2018. Lenneberg's contributions to the biology of language and child aphasiology: Resonation and brain rhythmicity as key mechanisms. *Biolinguistics* 11. SI, 83–113, 2017.

宮里恭子（みやざと きょうこ）

白鷗大学教育学部教授。博士（教育学）。専門は社会言語学。

1965 年生まれ。1988 年慶應義塾大学商学部卒業、1989 年ボストン大学大学院教育学部修士課程修了、2006 年テンプル大学大学院博士課程修了、博士号取得。慶應義塾大学商学部非常勤講師、白鷗大学法学部准教授を経て、2010 年より白鷗大学教育学部教授。

著書『Beyond Your Own Culture──自文化再発見』（共著、英宝社、2003 年）。

主要論文 Architecture of human language from the perspective of a case of childhood aphasia: Landau-Kleffner syndrome. *Biolinguistics* 10, 136–196, 2016（with Koji Hoshi）. Power sharing between NS and NNS teachers: Linguistically powerful AETs vs. culturally powerful JTEs. *JALT Journal* 31, 35–62, 2009.

小児失語症の言語回復
——ランドー・クレフナー症候群と自閉症の比較から

2019 年 11 月 22 日　初版第 1 刷発行

著　者―――星　浩司・宮里恭子
発行者―――依田俊之
発行所―――慶應義塾大学出版会株式会社
　　　　　　〒 108-8346　東京都港区三田 2-19-30
　　　　　　TEL　〔編集部〕03-3451-0931
　　　　　　　　　〔営業部〕03-3451-3584〈ご注文〉
　　　　　　　　　〔　〃　〕03-3451-6926
　　　　　　FAX　〔営業部〕03-3451-3122
　　　　　　振替　00190-8-155497
　　　　　　http://www.keio-up.co.jp/
装　丁―――Boogie Design
印刷・製本――株式会社理想社
カバー印刷――株式会社太平印刷社

©2019 Koji Hoshi, Kyoko Miyazato
Printed in Japan　ISBN 978-4-7664-2639-7